新薬に挑んだ日本人科学者たち

世界の患者を救った創薬の物語

塚﨑朝子　著

ブルーバックス

カバー装幀／芦澤泰偉・児崎雅淑
カバーイラスト／唐仁原教久
本文図版・デザイン／さくら工芸社

はじめに

人類が病から救われて命を永らえられるようになり、今日の繁栄を築いている理由の一つに、医学の進歩があり、なかでも、薬の力は大きい。「あの時代にあの薬があれば」「この薬があったから救われた」ということは少なからずある。時に歴史を変えるほどの影響力を秘めているのが、薬である。

薬の候補物質は、地中から、海洋から、そして実験室から、日々あまた生まれる。研究開発者たちが、それらをふるいにかけて選別し、ヒトにおける有効性を高めながら毒性を弱め、薬として飼い馴らす。そのために、膨大な歳月と資金が費やされ、たゆまぬ研究開発が重ねられる——こうした営みの結晶として、近年、日本人が世界に誇れる薬をいくつも送り出していることは、意外に知られていない。

すべての薬には副作用があり、期待される薬効以上に強く出てしまう人もいる。基本的に薬とは生体にとっては〝毒〟でもあり、それをうまく使いこなすことで恩恵としているからである。そこには、研究開発者たちの錬金術にも似た匠の技がある。

かつては〝宝探し〟のような地道な創薬によるしかなかったが、21世紀を迎えてからは、分子生物学やゲノム科学の成果を駆使して精度を高めた創薬方法も試みられている。そこでは、日本発のｉＰＳ細胞（人工多能性幹細胞）も大きな力を発揮できると見込まれている。また、免疫の防御システムを生かした抗体医薬の研究も今や花盛りだ。これは19世紀末の北里柴三郎やベーリングのジフテリア・破傷風の血清療法に端を発するもので、日本のお家芸である免疫学も現代の創薬の基盤となっている。

薬を「魔法の弾丸」にたとえたのは、ドイツの細菌学者エールリヒであり、20世紀はじめに秦佐八郎とともに開発した梅毒の特効薬をそう呼んだ。今の薬にはまだまだ限界があり、百発百中の魔弾とはなり得ていない。より効果的で、より安全な薬を目指した医学・薬学の営みに終わりはない。

先人の歩んできた道にこそ、あさっての医療につながるヒントがあるはずだ。薬の元となる物質を探し当てたり、物質を薬に育て上げたりした人々に会い、その思いや創意工夫を聞き出し、書き留めておかなくてはならない。そうした物語を紡ぐことを目指し、本書が生まれた。

もととなったのは、『メディカル朝日』誌の連載、「サムライたちのクスリ」である。専門家向けだったその内容を膨らませ、薬のエンドユーザーとなり得るすべての人、とりわけ、生命科学に関心のある一般読者にも読みやすくなるように言葉を足し、最新の情報を加えた。登場する薬には、あの人も使っているおなじみの薬もあれば、いつか使うかもしれない薬もある。

創薬になじみのない読者のために、一般的な創薬の流れを説明する「解説」を巻末に加えた。創薬の知識がない方は、先に「解説」にお目通しいただけると、本文をより理解しやすくなるだろう。

薬は、多くの人たちの知恵と力があわさって、世の中に送り出される。それにははるか及ばないながら、本書も、多くの方々のお力添えの結晶である。すべての皆さんに深謝を捧げたい。そして、目を通していただいた方が、何かに〝効いた〟と思っていただければ、私も薬の開発者たちの喜びに少しだけ近づくことができる。

2013年8月　塚﨑朝子

・本書は、『メディカル朝日』（朝日新聞社発行）２０１１年9月号から２０１２年3月号に連載された「サムライたちのクスリ『ニッポン発の創薬』を目指して」を一冊にまとめたものです。書籍化にあたり、最新情報を付け加えるなど内容をアップデートしています。

・本文中、敬称は略させていただきました。一部の方の所属は当時のものです。

・医薬品は、商品名、一般名（成分名）という2つの名前で呼ばれています（２４２ページ参照）。初出時に、本書内で『　』で表示されている名称は医薬品の商品名、「　」で表示されている名称は一般名を示します。また、日本で未承認の医薬品の商品名は、ローマ字で表記してあります。

第1章

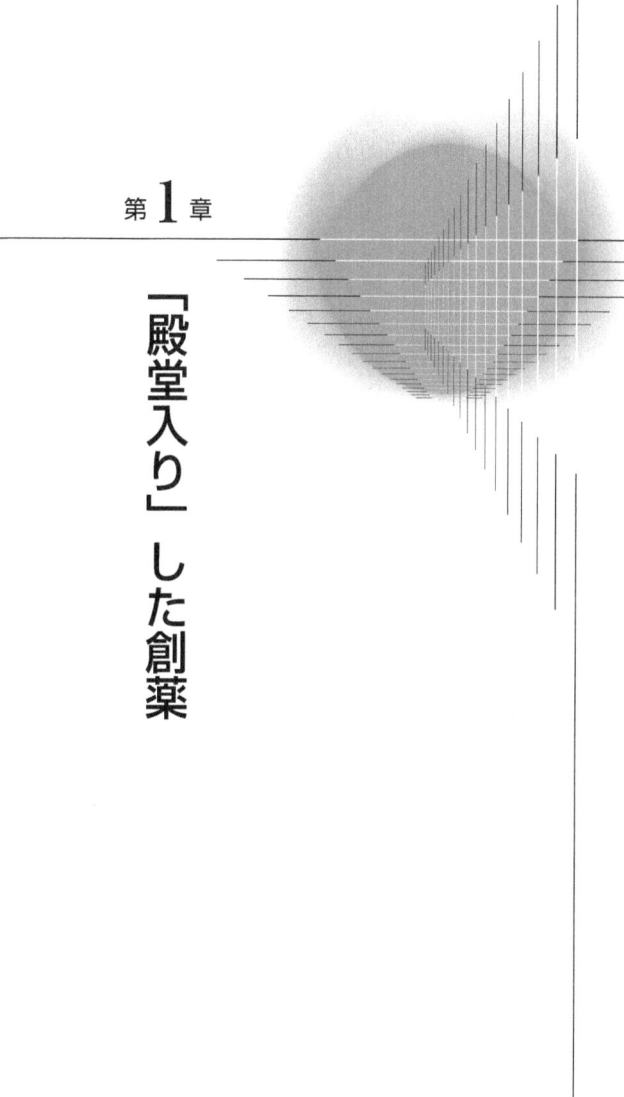

「殿堂入り」した創薬

1－1　スタチン（HMG－CoA還元酵素阻害薬）

――コレステロール値を下げる薬

世界の死因のトップは、心筋梗塞などの虚血性心疾患である。また、2位は脳卒中だが、日本でもかつて多かった脳出血に代わり脳梗塞による死亡が増加の一途にある。

いずれも背景には動脈硬化があり、血管が硬くなったり狭くなったりして、脳や心臓に血流が行きわたらなくなって起こる。血液中の脂質、とりわけコレステロール値の高いことはその原因の一つであり、心筋梗塞や脳梗塞を予防するには、コレステロール値を下げることが重要だ。

コレステロール低下薬の中に、「HMG－CoA（3－ヒドロキシ－3－メチルグルタリル補酵素A）還元酵素阻害薬」という種類の薬がある。一般名（有効成分）はすべて「○○スタチン」と末尾に「スタチン」がつくために、通称で「スタチン」と一括りに呼ばれている。最初のスタチン「メバスタチン（コンパクチン）」は、青カビの中から見いだされた。現在までに天然由来・化学合成品合わせて全世界で7種類（日本では6種類）が発売され、4000万人以上が服用しているとされる。

スタチンは、総コレステロールを20％以上、悪玉とされるＬＤＬコレステロールを30％以上低下させることができ、その結果、確実な〝救命効果〟がもたらされている。その起源と高い効果から〝動脈硬化のペニシリン〟とも称賛され、世界で最も多くの患者に用いられた薬とされる。

スタチンを発見したのが、三共（現・第一三共）の研究者だった遠藤章である。この功績が評価されて、２０１２年には日本人として初めて米国の発明家殿堂入りを果たした。同じ年に同殿堂入りをした人物には、アップルコンピュータ創業者の一人であるスティーブ・ジョブズらがいる。

カビやキノコを生かした仕事

遠藤章は１９３３年、秋田県東由利町（現・由利本荘市）の農家の次男に生まれた。豊かな自然に抱かれて育ったことが、後の研究の原点になった。

生命科学に興味を抱いたのは、彼の祖父の影響が大きい。ほぼ無医村といえる郷里で、祖父は傷病者に医師さながらの介抱をし、村人からありがたがられていた。医療行為のたいせつさ、感謝される心地よさが、遠藤の幼心に刷り込まれていた。

太平洋戦争で食うや食わずの時代となり、遠藤が大学進学時に選んだのは東北大学農学部農芸化学科だった。食糧増産の研究に貢献したいと思った。同じ東北（福島県）出身の研究者である野口英世へのあこがれもあった。カビやキノコ類がつねに身の回りにある環境で育ったために、青カビから世界最初の抗生物質であるペニシリンを発見した英国の細菌学者、アレクサンダー・フレミング（Alexander Fleming、1945年にノーベル生理学・医学賞）への憧憬も強かった。

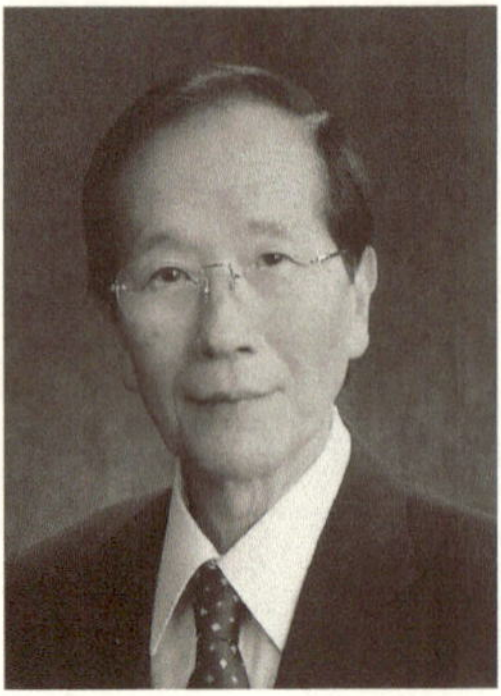
遠藤章

在学中、遠藤は、ハエトリシメジというキノコを農薬に生かせないかと考えていた。ハエトリシメジは、そのにおいにおびき寄せられたハエが食べると中毒して死ぬために、その名の由来がある。遠藤は大学の卒業論文のための研究でハエトリシメジを扱おうとしたが、施設などが不備でかなわなかった。しかし、三共の入社の面接で再びその意向を語り、首尾よく採用される。西の武田、東の三共という二大製薬会社が競っていた時代で、三共が農薬や食品も手掛けていたことは、遠藤の志向に合致した。

１９５７年に入社後、配属されたのは食品工場である。そこでは、カビの一種である菌核菌を培養して、果汁やワインの清澄作用を持つ「ペクチナーゼ」という酵素製剤をつくっていた。その改良を任された遠藤は、ペクチンが豊富な果実類に寄生する菌類に当たりをつけ、２００株以上を丹念に調べ、ブドウに寄生する２種類のカビとハラタケが、従来の５倍のペクチナーゼを産生することを発見した。特許を取り、入社2年にして酵素剤『スクラーゼS』が早くも製品化された。

コレステロール研究から創薬へ

研究成果が評価されて中央研究所に異動になると、念願の留学の機会も与えられた。コレステロールの生合成の研究によって、コンラート・ブロッホ（Konrad E. Bloch）がフェオドル・リュネン（Feodor Lynen）とともにノーベル生理学・医学賞を受賞（1964年）していたころである。遠藤は、コレステロールを生化学的に究めようと考え、ブロッホに弟子入りを願う。ところが、その年の募集は締め切られておりかなわず、1966年から2年間、ニューヨークのアルバート・アインシュタイン医学校に留学した。医学部分子生物学科の基礎医学の研究室に入り、細胞壁の生合成にかかわる酵素とリン脂質の関係を研究。その一つであるリポ多糖合成酵素の精製に成功した。

指導を仰いだ研究者は臨床医出身であり、雑談する中で、コレステロールと動脈硬化や心臓病との関係を教えられた。遠藤は、動脈硬化には有効な治療薬がないことを初めて知った。同時に、ニューヨークの町で目を見張ったのは、相撲力士並みに太った人が大勢いることだった。こうした人たちは飽食によるカロリー過多でコレステロールも過剰に摂取しており、動脈硬化が進みやすい。そのため、心筋梗塞などで亡くなる人の割合が断然高かった。

　１９６８年に遠藤は帰国、翌年新設された発酵研究所に配属された。生化学の研究ではるか先を行く欧米にかなわないと感じ、地道に応用研究としての創薬を志そうと思った。みずからの原点であるカビや微生物とのかかわりに、米国で見聞きしたことを重ね合わせ、コレステロール低下薬の開発を目標に掲げた。欧米の科学者は合成化合物から薬を創り出そうと試みても、菌類に目を向けることはなさそうだと踏んだ。

　当時の日本の製薬会社は、海外で製品化された薬剤を導入するばかりで、その国内販売のための許認可に明け暮れていたが、遠藤は新たな創薬を志していた。三共の上層部は国産薬の自社開発などという大望を描いておらず、そのため遠藤にも好き勝手にさせてくれた。それが遠藤には幸いした。

６０００種を試し最初のスタチン発見

　コレステロールは主として肝臓でつくり出され、その合成経路（図１－１－１）は、１９５０年代に明らかにされていた。ヒトの場合、食物から摂取する外因性のコレステロールより、体内で合成される内因性のものが多いため、遠藤は、その合成を阻害するほうが効率的だと考えた。

コレステロール合成にかかわる酵素は約30種類あり、そのなかでＨＭＧ－ＣｏＡ還元酵素が律速酵素であることが、１９６０年代半ばに解明されていた。律速酵素とは、一連の反応の中で最も反応が遅い酵素で、合成全体の速度を決めるカギとなる。

　この酵素を抑える物質が新薬になり得るだろうと、遠藤は戦略を立てた。その物質は菌類がつくっているだろうとも考えた。当時、カビから抗生物質をつくる方法は確立されており、抗生物質をつくるカビがいるならば、コレステロール合成を抑える物質をつくるカビやキノコもいるはず、との信念があったからである。

　こうして遠藤が組み立てた評価系（候補物質を評価して選抜するための実験手順）は、次のようなものである。まず、ラットの肝臓からコレステロール合成に必要な酵素を含む抽出液を取り出し、これに放射性酢酸を混合して放射性コレステロールを合成させる。その中に目指すカビやキノコの培養液を加えたときに、合成が阻害されるか否かを放射能によって測定するとい

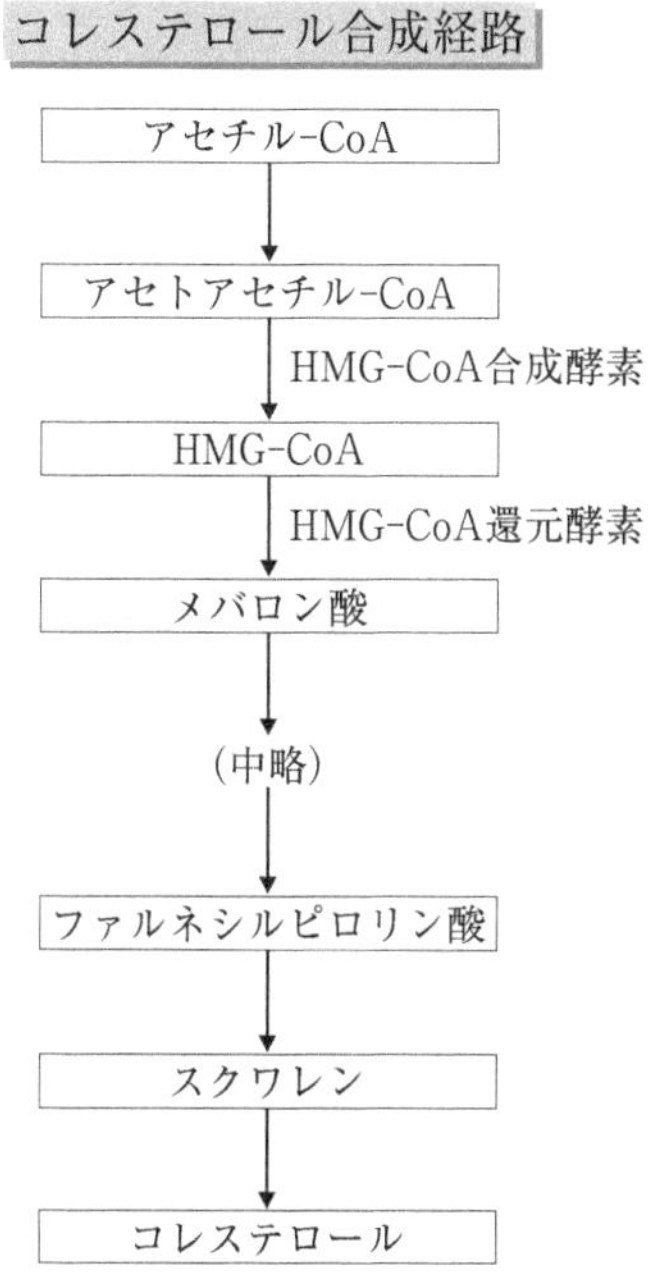

図1-1-1　コレステロール合成経路

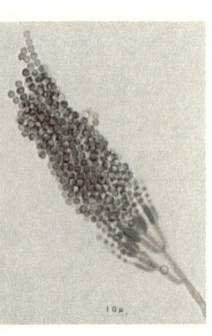

写真1-1-1　最初のスタチンが見つかった青カビ（中島允熙氏提供）

うものだ。

賭け事と同じで深入りはできないと、２年間を目標に掲げ、１９７１年春に４人のチームでスクリーニングを開始した。ようやくコレステロール合成を阻害する新規の活性物質が見つかったのは、研究所で保管していた菌類、譲り受けたり購入したりした菌類など、じつに６０００株を調べ上げた末の１９７３年夏のこと。京都の米屋で見つかった青カビ（学名 *Penicillium citrinum*、写真１－１－１）がつくり出す株からである。その培養液中に生産される阻害活性物質はごく微量だったために、プラントで大量に培養して目指す物質を純化して取り出すのに１年がかりと難儀したが、その甲斐があった。

後に「メバスタチン（コンパクチン）」と命名されるその物質は、同社では「ＭＬ－２３６Ｂ」と呼ばれていた。その秋にX線で解析されると、化学構造の一部がコレステロール合成の中間生成物であるメバロン酸と酷似していることが分かった（図１－１－２）。ＨＭＧ－ＣｏＡ還元酵素の活性部位に入り込むと、本来の基質であるＨＭＧ－ＣｏＡの反応が妨げられることで、コレステロール合成を阻害する理想的な物質であった。２年ぎりぎりで見つかったことに、遠藤は大きく安堵した。米国の生化学者、セルマン・ワクスマン（Selman A. Waksman、１９５２

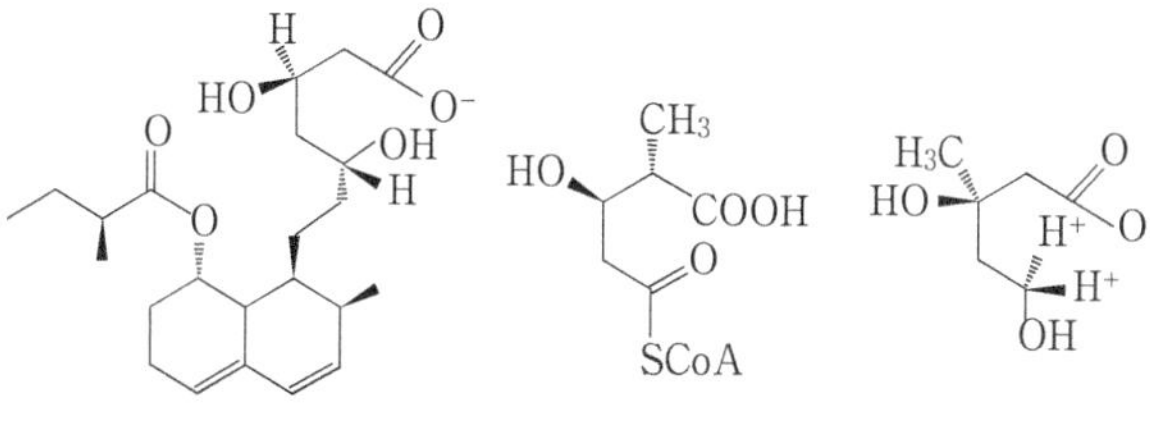

コンパクチン（活性型）　HMG-CoA　メバロン酸

図1-1-2　コンパクチン（メバスタチン）、HMG-CoA、メバロン酸

年にノーベル生理学・医学賞）が１９４４年に、初めて結核の特効薬になった抗生物質、ストレプトマイシンを発見するまでには５年がかりだった。しかし、そこまでの忍耐力は自分にも会社にもなさそうだったからである。

その後、ＭＬ－２３６Ｂは遠藤の手を離れ、三共の中央研究所に安全性と有効性の評価が依頼された。ところが、ラットの実験で急性毒性はなかったものの、薬効試験で期待されたコレステロール低下作用が見られないと、１９７４年早々にあっさりダメ出しをされる。

遠藤は頭の中が真っ白になったが、「薬の効き目には動物によって差もある。納得できるまでやらせてほしい」と再度「ＭＬ－２３６Ｂ」を引き取った。上司にもそれを容認する余裕があった。

脂質が異常に高い人には効く

ＭＬ－２３６Ｂが薬になれば、米国の死因の３分の１を占める心臓病を克服できる画期的な薬になるという思い入れは強かった。ただそれには、ラットでコレステロールが下がらなかった原因を究明する必要があった。

当時、脂質降下薬として、フィブラート系といわれる別の種類の薬がすでに発売されており、ラットでもヒトでもコレステロール低下作用が認められていた。このため、脂質降下薬は、ラットに効かないならヒトにも効かないと考えられていた。

薬効試験には若い健常ラットが用いられていた。コレステロールは、細胞膜を構成したり胆汁酸に代謝されるなど、生命維持に必要な脂質である。遠藤たちは、健常ラットでは、必要最低限しかないコレステロールをこれ以上下げられては困ると、防御反応が起こっているとの仮説を立てた。

海外のトップクラスの研究者、しかも医師たちに関心を持ってもらうことが大事だと考えた遠藤は、積極的な交流を試みていた。その中には、テキサス大学のジョーゼフ・ゴールドスタイン(Joseph L. Goldstein)とマイケル・ブラウン(Michael S. Brown)がいた。２人は、１９７３年に血液中の〝悪玉コレステロール〟と呼ばれる低密度リポタンパク質（ＬＤＬ）と結合する受容体を発見していた。

１９７５年10月、遠藤はゴールドスタインに手紙を書いて、「健常人のコレステロールは下がらなくても、コレステロールが人並み以上に高い人には効く可能性があるのではないか」との仮説をぶつけてみると、「そのとおり。コレステロールの高いモデル動物が必要だ」として支持が得られ、大いに励まされた。ラットの試験をしなくても、ヒトの薬となっているものがあることも分かり、モデル動物を探し求めた。

1976年1月、三共の同僚で中央研究所に勤める北野訓敏（獣医師）と偶然町で出会い、彼がニワトリ（産卵鶏）で農薬の試験をしており、廃鳥は処分されることを知る。コレステロールを多く含む卵を毎日産む雌鶏は余分なコレステロールの蓄えがあるはずで、モデル動物としてふさわしい。藁にもすがる思いで遠藤が申し出た実験の提案を、北野が快諾。雌鶏に投与したところ、コレステロールや中性脂肪などの血中脂質が劇的に降下するという好結果が得られ、ML－236Bは息を吹き返した。次いで、夏にはイヌ（ビーグル犬）、年末には京都大学霊長類研究所の協力によるサルの実験でも高い効果が認められ、ほとんど副作用もなかった。

ヒトで好成績も開発中止に

ML－236Bの発見からちょうど3年を経た1976年8月、遠藤をリーダーとして、薬として実用化するための臨床開発プロジェクトが立ち上がった。

その直前、英国のビーチャム（現・グラクソ・スミスクライン）社が、別の青カビから発見したとして、学術誌にある物質を発表した。それはML－236Bとまったく構造が同じだった。

同社はこの物質を「コンパクチン」と名付け、抗菌薬としての開発を進めていた。しかし、やはりラットで薬効がないからと断念しており、コレステロール低下作用には気づいていなかった。三共では1974年にML－236Bの特許を出願していたが、ラット実験の不調などから、学術成果として報告していなかった。ビーチャム社の論文を見た遠藤は仰天し、慌ててコンパクチンがHMG－CoA還元酵素を阻害する作用についての研究成果をまとめ、1976年12月9日号の『ジャーナル・オブ・アンチバイオティクス』誌に掲載された。

こうして名実ともに、世界で初めてコンパクチンのコレステロール低下作用を実証したことで、遠藤は意気揚々としていた。しかし、1977年にラットの亜急性毒性試験（一定期間投与して毒性を見る）を行ったところ、1日あたり500㎎／kg以上を投与した群で、肝臓に微細な結晶が現れたことから、毒性があるとの疑いが出た。再び暗雲が立ち込める。

ちょうどそのころ、ゴールドスタインから遠藤の元に手紙が届いた。「治療法のない家族性高コレステロール血症の重症患者に、最後の選択としてコンパクチンを用いたい」と。しかし、日本で発見した薬だから、最初の臨床試験は国内で行うべきと海外での臨床試験に反対する声が臨床の大家から出されて、この申し出は実現しなかった。その3ヵ月後、大阪大学の山本章から同様の声がかかった。

ここで、遠藤が、発酵研究所長として研究を支持し続けてくれた有馬洪に相談すると、有馬は会社には内緒でこの治療に協力することを決断した。一か八かの賭けに打って出たのだった。世界で初めてスタチンを投与されたのは、重度であるホモ接合体（両親双方から遺伝）の患者で、10代でコレステロール値が１０００㎎／dℓと、健常人の4～5倍に相当する深刻な病状であった。

つけた。１９７８年2月から投与が開始され、遠藤はみずから紙に包んだ薬を持参して新幹線で駆けつけた。用量も手探りで決めなくてはならなかった。まず、１日５００㎎を投与したところ、10日ほどすると、コレステロール値は７００㎎／dℓ前後まで下がった。しかし、3週間目に患者の腰が抜けて歩けなくなってしまい、投与が中止された。筋肉の細胞の酵素を示すＣＰＫ値は異常に高くなっており、それを知らされた遠藤は、今度こそ観念せざるを得ないだろうと覚悟を決めたほどだった。

しかし、山本は、患者の心臓の雑音が小さくなり、脂質が沈着してできる黄色腫も改善されつつあることに好感触を得ていた。投与を中止すると副作用は急速におさまり、段階的に投与量を下げることで、副作用が軽減できる見込みも立ち、臨床研究は続けられた。この後、夏までに10人に対し、1日あたり50～１５０㎎を投与し、重度であるホモ接合体患者を除いた8人では、総コレステロール値が30％近く下がるという良好な結果を収めることができた。このころまでには、問題視されていた肝臓の微細結晶は無害のコレステロールで、コンパクチンを投与しないラットでも起こることが分かり、肝臓に対する毒性の懸念は払拭されていた。

コンパクチンはまたも復活を果たした。正式に医薬品として製造承認を申請するため、ヒトで有効性と安全性をみる臨床試験（治験）にコマを進め、1978年11月から第I相試験を開始、1979年夏には順調に第II相試験に進んだ。しかし、2年後の1980年に3度目の危機が襲来する。イヌの長期毒性試験で発がん性の疑いが出たのである。理由は正式に発表されなかったが、薬として通常使う用量の100倍以上ものコンパクチンを2年間も与え続けるという、実験計画の誤りによってもたらされたとみられている。開発は完全に中止された。

しかし、同じころ、別の研究者によって、コンパクチンの可能性を大きく支持する臨床研究の成果が生まれていた。金沢大学の馬渕宏らが、家族性高コレステロール血症の患者7例を治療して、LDLコレステロール値を平均約30％も下げたのである。その結果は、世界最高峰の医学雑誌『ニューイングランド・ジャーナル・オブ・メディシン』1981年8月27日号に掲載された。

ゴールドスタインらは、同じ号の論説で、「多くのハードルを乗り越えた後に、コンパクチンとメビノリンは高コレステロール血症の〝ペニシリン〟になるだろう（Many hurdles must be overcome before compactin and mevinolin can be accepted as a “penicillin” for hypercholesterolemia.）」との賛辞を与えている。

海外を皮切りに7剤が製品化

ゴールドスタインらの論説でコンパクチンと並び称された「メビノリン」は、当時世界最大の製薬会社であった米国のメルク社が開発した物質である。同社もスタチンの開発を進めていて、三共でニワトリでの実験が成功した１９７６年春、三共にコンパクチンの評価をしたいとアプローチしてきた。それを受けて三共がサンプルを提供し、遠藤が渡米して動物の実験の手ほどきをしたこともあったが、結局、共同開発には至らなかった。その一方で、メルク社は１９７８年末、独自の研究開発の末、カビの一種から、新たなスタチンとして、コンパクチンの水酸基がメチル基に置き換わった物質を単離することに成功していた。それが、「メビノリン」である。

コンパクチンの治験開始を見届けた後、１９７９年から東京農工大学の教員に転じていた遠藤は、前後して紅麴菌から「モナコリンK」という物質を発見して、三共に国内外の権利を譲渡していた。メビノリンとモナコリンKは、実は同じ物質（ロバスタチン）であった。日本をはじめ、多くの先願主義の国ではモナコリンKの特許が認められたものの、先発明主義の米国ではメビノリンの特許が認められ、１９８０年には米国で治験が始まった。

三共が毒性からコンパクチンの開発を中止したとの報を聞いて、メルク社もいったんロバスタチンの開発を断念したが、馬渕らの研究成果で再び火がついた。メルク社は安全性の試験に徹底

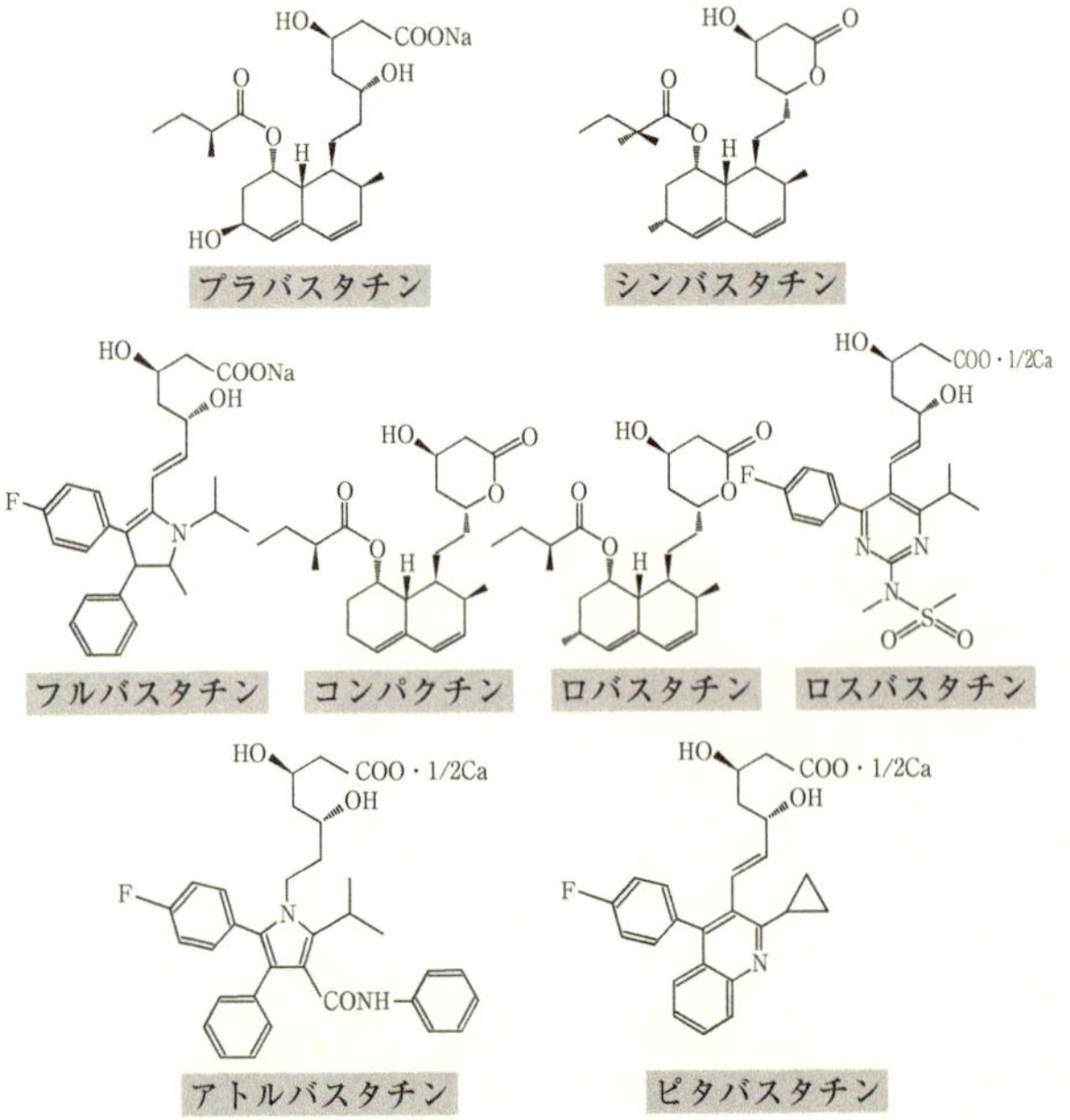

図1-1-3　コンパクチン（メバスタチン、中央左）とそれを基に開発された７種のスタチン

して力を注ぎ、１９８７年に米国食品医薬品局（ＦＤＡ）により承認され、世界で初めて製品化されたスタチンとなる『Mevacor』を北米で発売した。モナコリンＫの特許に阻まれ、日本など多くの国では発売できなかったが、メルク社はさらに、ロバスタチンにもう一つメチル基を導入した「シンバスタチン」を合成し、『Zocor』（日本では『リポバス』）として１９９１年に製品化した（図１－１－３）。シンバスタチンの合成原料となったモナコリンＪも、１９７９年に遠藤が発見

し、日本の特許は取得していた。

〝出し抜かれた〟ともいえる三共では、独自の研究で、脂溶性のコンパクチンに水酸基を１つ加え、水溶性で臓器毒性の少ない国産のスタチン、「プラバスタチン」の合成に成功した。これが『メバロチン』として発売されたのは、メルク社から2年遅れの１９８９年だった。メバロチンは、コンパクチンに比べて活性が１・５～2倍強かった。コンパクチンが全身のコレステロール合成を阻害するのに対し、メバロチンは小腸と肝臓での合成だけを阻害するため、副作用がより弱いという長所がある。

今日まで、世界では7種類のスタチンが発売されているが、その作用機序（メカニズム）は皆同じであり、強さに違いがあるだけだ。

ゴールドスタインらは１９８５年、コレステロール代謝とその関与する疾患の研究により、ノーベル生理学・医学賞を受賞した。最初のスタチンが発売される前のことだが、コンパクチンを提供したり、交流を重ねた遠藤はその立て役者である。遠藤の論文の一つが、彼らの研究成果のヒントになったとされる。

大学に転じた後の遠藤は、やはりカビから強力な歯垢形成阻害物質（ムタステイン）を発見したほか、日本酒や健康食品に用いる新しい紅麹や、コラーゲンの加水分解酵素である新コラゲナーゼ（デイスコリシン）を見いだし、すべて商品化した。大学を定年で辞した後は、バイオファーム研究所を立ち上げた。スタチンの発見と開発の功績により、日本国際賞（２００６年）、マスリー賞（２００６年）、ノーベル賞の前哨戦ともされるラスカー賞（２００８年）など、内外の賞に輝いている。

遠藤は幼いころ、「食べておいしいハエトリシメジでヒトが死ぬことはないのに、なぜ、ハエは死んでしまうのだろう」と思ったという。菌類にこだわり続け、スタチンを見いだし、ラットで効かなかったことを皮切りに度重なる危機を乗り越えたのには、こうした素朴な疑問と丹念に向き合ったことが原点にある。

コラム　遠藤章氏インタビュー

――スタチンの発見者として得たものは。

遠藤　世の中のためになって、感謝の言葉をもらえること。世界中で講演する機会があるが、「私もスタチンを飲んでいる、ありがとう」と言われることは、研究者冥利に尽きる幸せだ。

――スタチンの先陣争いをどう思うか。

遠藤　最初のスタチンの発見は三共にいたからこそできた。時代背景もあるが、当時の三共には大らかで、良くも悪くものんびりとした雰囲気があって、それが幸いした。

日本で最初に薬になれば、もっとうれしかっただろうが、当時メルク社との力の差は歴然だった。メルク社はむしろ援軍と考えており、薬になったときは素直に喜びを感じた。スタチンは、三共だけの薬ではない。日本だけの薬でもない。

——日本発の新薬がなかなか生まれない。

遠藤　研究者はもっと世界のことを知らなくてはいけない。日本の若手研究者は、ほかのアジア諸国の研究者に比べるとハングリー精神に欠けており、研究よりも地位にこだわりがある。一方で、簡単に欧米化しにくい、日本の伝統的な文化には良さがある。そこを伸ばせればよい。

最近の日本企業は、あまりにも余裕がなくなった。先を焦って急がずとも、もっとゆったりすることも必要で、新入社員が100人入ってきたら、5人には好きなことをさせるぐらいの余裕を見せてほしい。

——創薬が栄えることには疑問も感じているとのことだが。

遠藤　新薬が出れば医療費がかさむ。自分で薬を創りながら、そんなことを言うのは無責任だが、次第にそう思うようになった。

スタチンや他の薬によって寿命が延ばされた人も、日本では医療費の自己負担は1〜3割で済んでいる。それを思えば、高齢になっても元気な人には、グルメや海外旅行ざんまいというだけでなく、できる範囲で社会のために働いてほしいと思っている。たとえば、少なくとも、自分の地元のお年寄りのめんどうは自分たちでみるつもりでいてほしい。医学・医療の進歩は、そういうボランティアの精神とセットであるべきだ。

第2章

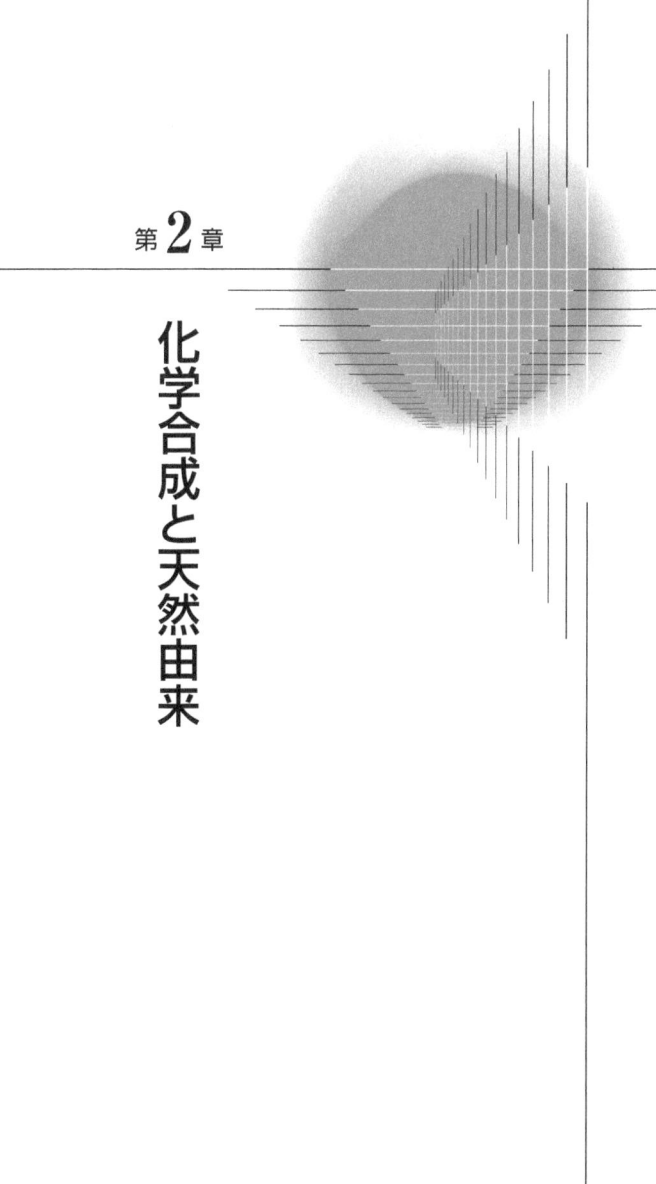

化学合成と天然由来

2-1 クラビット（レボフロキサシン）

——細菌の増殖を抑える薬

人類は感染症と闘いながら、今日の繁栄を獲得してきた。感染症の原因となる病原体（細菌やウイルスなどの微生物）は肉眼では見ることができないため、気づかない間に広く伝播し、なすがままに命を奪われることもある。こうした細菌の増殖を抑えたり殺したりする薬が抗菌薬で、1929年に青カビから発見された初めての抗生物質（微生物が産生した化学物質）、ペニシリンは抗菌薬となり、多くの命を救った。

またとない武器を手に入れたはずが、病原菌は、自己防衛のために抗菌薬に対する耐性を獲得するようになり、新しい抗菌薬が登場するとその耐性菌が現れる、といった、〝いたちごっこ〟のような闘いを繰り返している。

抗菌薬は、生体には害を与えず、病原菌に作用して除去することを目指さなければならない。やがて、天然物由来の抗菌薬から、有機合成技術でつくり出す合成抗菌薬の時代に突入。単に細胞壁の合成を妨げるだけでなく、DNA複製を阻害するような抗菌薬も続々と登場するようになった。

その中で最も強力なものの一つが、1990年代に第一製薬（現・第一三共）の早川勇夫が合成に成功し、1993年に発売された『クラビット』（レボフロキサシン）である。ニューキノロン系といわれる種類の抗菌薬であり、抗菌スペクトル（効力を及ぼす病原微生物の範囲）が広く、高い抗菌活性を備えており、特に呼吸器感染症への効果が高い。肺炎球菌に加えて、ペニシリン系抗菌薬などが効かない肺炎マイコプラズマや肺炎クラミジアにも用いられ、かつては命を落とすことも多かった肺炎から多くの命を救っている。

耐性菌との闘いで抗菌薬は進化する

早川勇夫は、東京大学大学院で有機化学を修めた後、1969年に第一製薬に入社した。中央研究所に配属されると、当初は抗菌作用のある天然の抗がん物質「キダマイシン」の化学構造を決定する仕事を命じられた。キダマイシンは不安定な物質で、X線結晶回折を利用するよりなかったが、それに適するような大きな結晶は得られなかった。しかし、酸で安定化させて構造を解析した後、元の構造を決めるというアイデアが奏功し、適する結晶が得られた。1973年、構造決定のために上司が大学に派遣され、一人残された早川は、新たに立ち上がったキノロン系合成抗菌薬の合成グループに編入されることになった。

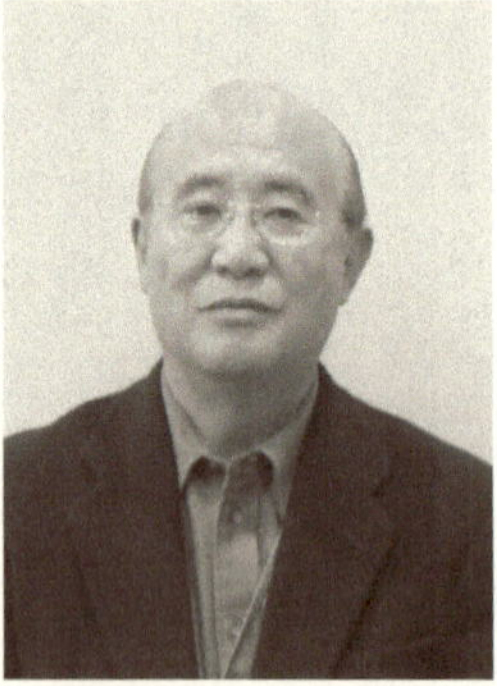
早川勇夫

抗菌薬は、感染症治療に大きな進歩をもたらした。たとえば、サルファ剤系合成抗菌薬やペニシリン系など、β-ラクタム環と呼ばれる四員環を持つβ-ラクタム系抗生物質により、不治だった病の多くが完治できるようになった。ペニシリンを発見したフレミングや、最初のサルファ薬「プロントジル」の抗菌効果を発見したドイツの生化学者、ゲルハルト・ドーマク（Gerhard Domagk）は、ともにノーベル生理学・医学賞を受賞している（1945年、1947年）。

ところが、1960年代半ば、サルファ薬は、過度の使用によってブドウ球菌や赤痢菌などに耐性菌が現れ、その輝きが失われつつあった。また、ペニシリン系のメチシリンに耐性を獲得した黄色ブドウ球菌（MRSA）も現れ、新規の抗菌薬が待望されていた。

一方で、1962年、抗マラリア薬であるクロロキン合成の副産物が抗菌活性を示すことが発見された。これをヒントに合成された抗菌薬が、キノロン系抗菌薬（キノロン）である。キノロンとは、キノリン骨格の1ヵ所をカルボニル基に置き換えた化合物の総称だが、医薬品の場合は、1位が置換され、3位にカルボン酸を持つ4-キノロン骨格の合成抗菌薬を指す。

第一製薬では1964年、米国から導入した最初のキノロン、『ウイントマイロン』（ナリジクス酸）を発売した。β－ラクタム系薬やサルファ薬とは作用機序が異なるため、これらの薬剤に耐性を獲得した菌に対しても効果があり、耐性菌の出現頻度が低いのが特徴だ。ただ、緑膿菌を除くグラム陰性菌にしか抗菌活性を示さず、代謝されやすい薬剤であるために、尿路や腸管の感染症にしか使えなかった。同社は、ナリジクス酸をリード化合物としてより有用な誘導体を導き出そうと合成を試みていたが、10年あまりは目立った成果が出せずにいた。

血中濃度が高くても効かない

当時の早川は、創薬への関心は低く、誘導体づくりよりも、まだ報告されていない新規のキノロン骨格の合成法を見いだすことに意欲を燃やしていた。構造活性相関から高い活性が期待されたが、合成難易度の高さから誰も合成を試みなかった「DJ－6783」の合成にチャレンジし、1978年に成功した。高い活性を示したことで、「DJ－6783」の社内での評価がトントン拍子で高まると、俄然、創薬への関心がわき、「自分のつくった物が薬になるかもしれない」と期待に胸を膨らませるようになった。

薬にするとなれば大量に合成しなくてはならないため、より効率的な合成法の開発が必須となったが、大量合成担当の部門からは、合成困難を理由に合成法の検討を拒否された。このため、早川らのグループが、みずから検討することになった。合成法開発の成否は、個人の有機合成の能力を問われることになるため、グループ内で激しい競争が展開された。早川も朝5時に出社し夜8時まで実験に取り組むと、帰宅後も文献を読みあさり、学生時代にも経験がないほどの熱意を注いだ。約1年間の競争の末、早川が考案したルートで大量合成の見通しが得られた。

この間、「DJ-6783」は、治験に進んでヒトへの投与が開始された。呼吸器感染症に効いてもおかしくないはずの特徴を備えていたが、血中濃度は上がっても、期待された効果は発揮されなかった。年も押し詰まった1979年のクリスマスイブ、早川らは、評価系のリーダーから開発中止を知らされた。

1000あまりの中からニューキノロン誕生

「もっと良いものをつくれ」と発破をかけられた早川は、「良いものとは何か」「薬効とは何か」と、探究の日々を送るようになる。ドラッグデザインには、合成の知識だけでは不十分だと痛感し、むさぼるように創薬に関する本を読んだ。

1978年ごろは、杏林製薬が、キノロンにフッ素とピペラジニル基を導入したニューキノロンと呼ばれる種類の最初の薬剤を開発中であった。その「ノルフロキサシン」は、ラットへの経口投与で血中濃度が「DJ-6783」の30分の1と低いにもかかわらず、呼吸器感染症にも優れた効果を示した。詳細に構造を見ると、「DJ-6783」が酸性基しか持たないのに対し、

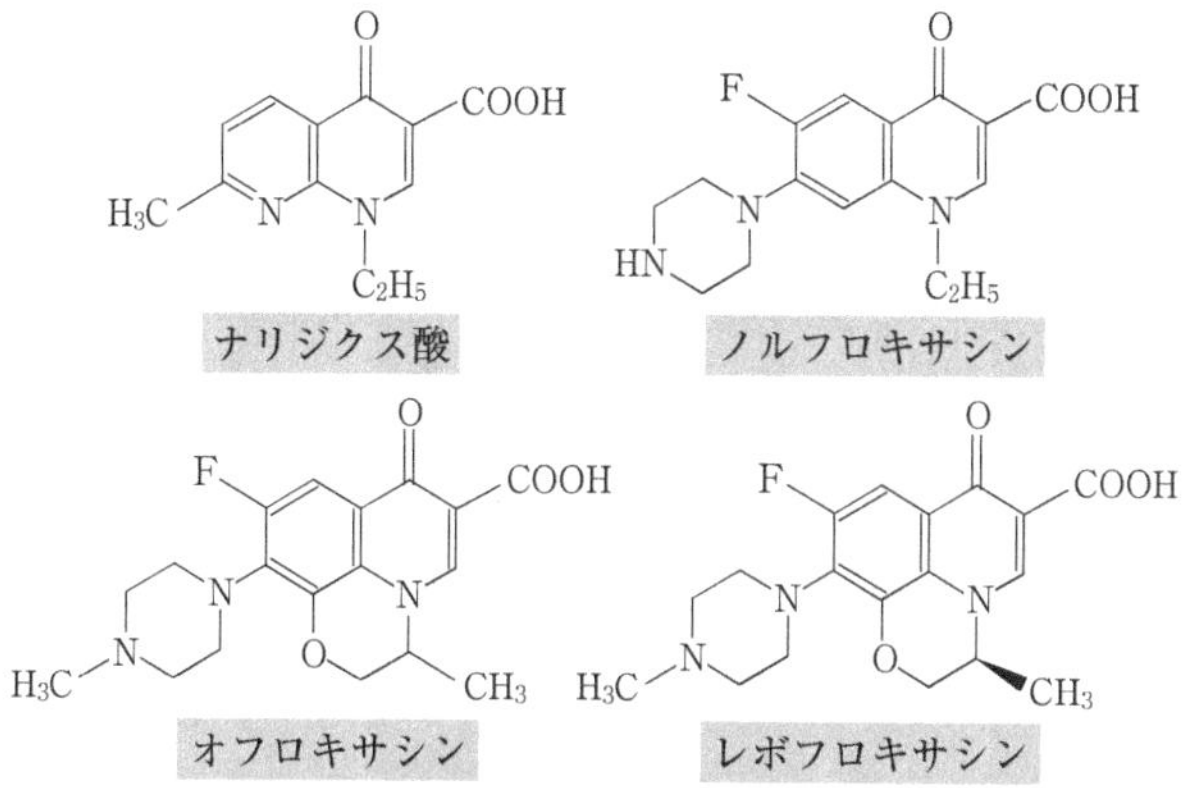

図2-1-1　オフロキサシンとレボフロキサシンなど

ノルフロキサシンは酸性基と塩基性基を両方備えた両性型であり、このため、有効成分が組織に到達する移行性が高いことが分かった。追うべきは、血中濃度ではない。早川は、「DJ－6783」に続く酸性型キノロンの研究をしていたが、両性型へと方向を切り替えるべきだと考えた。

この信念のもと、早川は、酸性型と同時に、両性型の合成も進めた。

両性型では、「DJ－6783」と構造的に類似した化合物のうち、最も活性が高く抗菌スペクトルが広い酸性型キノロン「DJ－6779」の骨格（ピリドベンゾオキサジン）を母核とすることを計画した。

ようやく目指す母核の合成に成功し、他社のニューキノロン、「ノルフロキサシン」（『バクシダール』）、「エノキサシン」（『フルマーク』）、「シプロフロキサシン」（『シプロキサン』）などに共通の塩基性置換基であるピペラジンを導入してみた。しかし、出来上がった「ＤＬ－８１１２」は強い活性を示したものの、マウスへの経口投与で急性毒性が強く、ラットでの経口吸収も極めて悪かった。酸性型では、「ＤＪ－６７８３」から、ラットの尿中排泄を改善する誘導体が得られたが、高い血中濃度を示すものはなかった。

「ＤＪ－６７８３」の撤退から7ヵ月が経過しても、どちらのキノロンも思うように行かず、もはやこれまでかとの思いが、早川の脳裏をよぎった。しかし、それから1ヵ月後、ウイントマイロンから数えて１０００あまり合成した化合物のなかに、ピペラジンを４－メチルピペラジンに替えた両性型キノロン、「ＤＬ－８２８０」こと「オフロキサシン」（図２－１－１）があった。

オフロキサシンは、マウスへの経口投与で急性毒性は弱く、一次指標とされた抗菌活性、体内動態の規準をいずれもクリアし、開発候補品に選定された。１９８０年に前臨床試験、翌１９８１年には治験が開始され、１９８５年に『タリビッド』という商品名で、まず西ドイツ（当時）、次いで日本で錠剤が発売された。タリビッド（Tarivid）には、target（標的）に対して、vividに（生き生きと）効くという意味が込められている。

当時は抗菌薬の治験が終了に近づくと、世話人を務めた医師が議長となって、日本化学療法学会においてシンポジウムが開催されていた。呼吸器感染症の専門医が、「すばらしい薬だ」と賞賛を与えたのを、早川はオフロキサシンの新薬シンポジウム会場の隅で聞き、感慨ひとしおだった。早川は〝合成屋〟であり、合成した物質が選ばれた後は表に出ることはない。しかし、〝自分で創った薬〟という独特の感覚を持つことができる。忘れられない快感が残った。

光学異性体の分割に賭ける

このころには、キノロンの作用メカニズムが解明されており、細菌のＤＮＡ複製にかかわる酵素であるⅡ型トポイソメラーゼの一つ、ＤＮＡジャイレースに作用して、その活性を阻害することが明らかになっていた。１９９０年には、新たな標的酵素としてⅣ型トポイソメラーゼも発見された。これらの酵素によりＤＮＡの二本鎖が切断されるが、キノロンは、切断されたＤＮＡと酵素の複合体を標的として結合するため、ＤＮＡの再結合が妨げられて複製が強く抑制される。このため、抗菌作用は強力で、スペクトルも幅広い。

とりわけ、タリビッドは、先行するニューキノロン、ノルフロキサシンに比べて、グラム陽性菌に対する抗菌活性が４～８倍と高く、ヒトにおける体内動態もきわめて良好で、切れ味の鋭い（効き目の高い）画期的なニューキノロンとして経口抗菌薬療法の主流に躍り出た。世界的にも高い評価を得た。

タリビッドの成功を受け多くの企業が研究に参入し、より優れたキノロンを目指した開発競争は激しさを増した。第一製薬はタリビッドの開発後も、分子構造と生理活性の強さの相関性を追

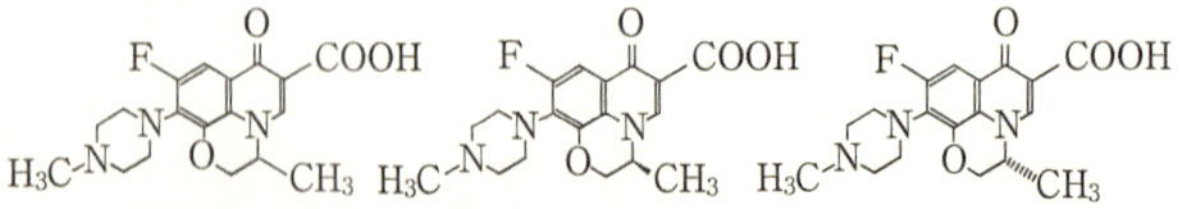

オフロキサシン（ラセミ体）　　レボフロキサシン（S体）　　DR-3354（R体）

図2-1-2　オフロキサシンのラセミ体、S体、R体

究し、周辺の化合物を網羅的に洗い出していた。さらに「ポスト・タリビッド」を見据え、病を抱える上司に代わり、１９８４年、早川をリーダーにキノロン・チームが増強された。

　徹底的な探索から、チーム内では「もはやタリビッドの周辺化合物にはタリビッドを超えるものはない」という結論に達しつつあった。しかし、早川には心残りがあった。タリビッドは、S体とR体という２つの鏡像の光学異性体を等量含む物質（ラセミ体）である（図２-１-２）。これを光学分割できれば、新たな薬を開発できるのではないか。そう考えて早川はタリビッドの光学分割の研究も並行して行っていたが、何度も失敗を繰り返し、成功していないままであった。

　リーダーに任命されたのを契機に、今度こそ光学分割に決着をつけようと、酵素を用いた加水分解によって光学異性体をつくり分ける研究を手掛けていたメンバーをチームに引き入れることにした。当時出回り始めていた光学異性体分析用のキラルカラムを用いたクロマトグラフィーにタリビッドの類似化合物をかけてみると、非常に近いながら明確な２つのピークを示した。チームは「分割できる」と色めきたったが、分析用カラムには微量しか試料をかけられないのが難だった。メーカーに特注して分離用の太いカラムをつくってもらったが、検体の物性が悪く、それでもせいぜい分離できるのは1日2mgにすぎない。チームの5人が1ヵ月間装置を回し続けて光学分割を行った。こうして分離した中間体各250mgを用いて、5工程でタリビッドのS体とR体に誘導できるようになった。

分離してみると、S体は、ラセミ体であるタリビッドの2倍という強い抗菌活性と10倍（他社のニューキノロンの100〜200倍）の高い水溶性を備えていた。また、マウスに静脈注射で投与する試験で、急性毒性が最も弱かった。S体は、タリビッドに比べ、安全域（有効な用量と重度な副作用を引き起こす用量との差）がさらに広い化合物であることが分かったのである。

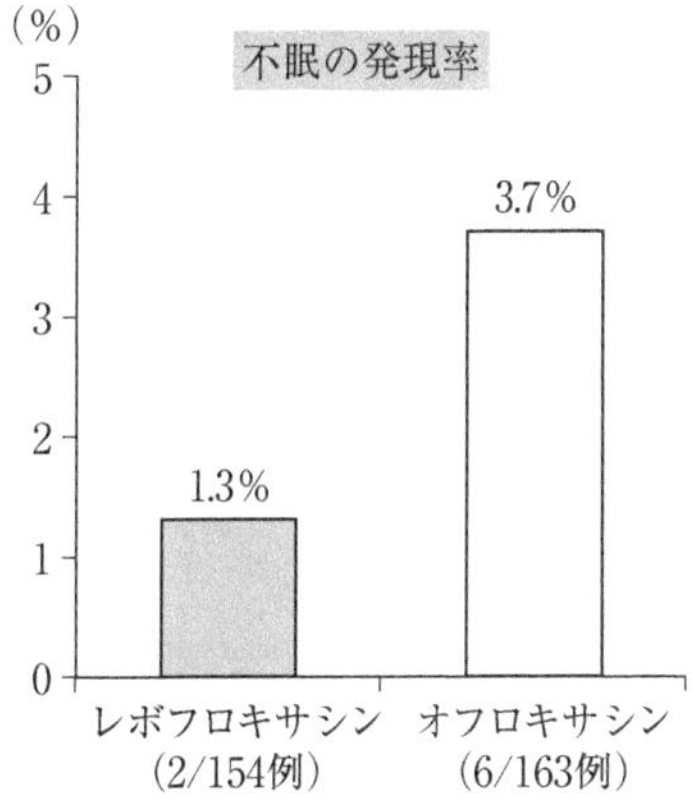

図2-1-3　レボフロキサシン（1日量300mg）はオフロキサシン（同600mg）との二重盲検比較試験で、不眠を含む副作用は有意に低かった（出典：Journal of Japanese Society of Hospital Pharmacists 31(3)、医薬品研究におけるキラリティーの重要性、早川勇夫）

早川は、臨床開発を願い出た。タリビッドの安全性は高かったが、200mg錠を就寝前に服用すると、まれに軽い不眠の副作用が現れることがあった。それに対して、S体を半量服用すれば、タリビッドと同等の効果と、副作用の低減が期待できるはずだと確信していた（図2－1－3）。

タリビッドがヒット商品に育っていたため、同じ構造のものではなく、少し置換基が異なる脂溶性の高い化合物を評価すべきではないかという意見も出された。しかし、早川は、脂溶性の高さは脳内移行性の高さにつながり、脳・脊髄など中枢神経系の興奮作用をもたらすと主張した。

結局、早川の意向が通り、S体は「レボフロキサシン」と命名され臨床開発に進んだ。早川は〝レボフロキサシンのことなら何でも分かる〟という責を負ったコーディネーターの役に指名され、開発研究所に一時的に移った。所長は、「前例はないが、思いどおりにやってみろ、失敗したら責任は俺が取る」と、のびのびと仕事をさせてくれた。治験が始まると、「切れ味が鋭い」「副作用が少ない」といった好感触が得られた。組織移行性も高かった。タリビッドと変わりがないのではと思っていた営業担当者の態度も変化した。

レボフロキサシンは1993年、『クラビット』という商品名で発売された。優れた臨床効果と高い安全性を兼ね備えた、比類のないニューキノロンだった。名称の由来は、crave（熱望する）＋itで、「Cravit」である。

さらに、キノロン・チームでは2008年、従来のニューキノロンに比べて抗菌力が強く、幅広い抗菌スペクトルを持つ『グレースビット』（シタフロキサシン）を発売した。一方、クラビットは、長年の使用実績から安全性に高い評価を得ており、健康保険の適応となる病気は43に及び、菌種も32と幅広い。2000年には点眼薬も発売され、日本で最も繁用されている抗菌薬に育った。

感染症の治療において、耐性菌が出現するのを抑制し、持病などを悪化させないためには、できるだけ早期から効果的に投与して、短期間に細菌を制圧することが肝心だ。特に、キノロン系抗菌薬の効果は、その濃度に依存する。2009年に国内でも発売されたクラビット500㎎錠（1日1回500㎎）は、最高血中濃度を上げられるため、短期間で投与を完了できる利点がある。米国では、さらに750㎎錠も発売されている。

早川らのグループは、一連のニューキノロンの創製に対して、2010年度の日本薬学会創薬科学賞を受賞した。研究の第一線から退いた後も、早川は折あるごとに若者を叱咤する。「薬づくりには各分野のスペシャリストだけでなく、ジェネラリストが必要。俯瞰する立場には、化合物の構造の差を熟知している合成の専門家が適任かもしれない」と語る。タリビッド合成の専門家が、後にはチームの〝司令塔〟として成果を呼び込んだという実感がこもる。

1980年代以降、メチシリン耐性黄色ブドウ球菌（MRSA）に加え、MRSAを殺菌できるバンコマイシンに耐性を持つ腸球菌（VRE）といった強力な耐性菌が出現している。人類の英知を結集して耐性菌に立ち向かう闘いには、終わりがない。

2-2 プログラフ（タクロリムス）

――免疫を抑える薬

いくら医療技術が進歩しても、臓器の働きが著しく衰えてしまって、修復がかなわない患者がいる。そうした患者への最後の切り札が、臓器移植である。世界では１９５０年代から、腎臓を皮切りに、心臓、肝臓、肺など、本格的な臓器移植医療が始まった。

移植医療は、免疫との闘いである。移植には、自家移植と他家移植がある。火傷の際の皮膚移植のように、自分の体の別の場所から採取した移植片を移し替える自家移植なら、免疫系はそれを異物として認識することはない。

ところが、自分以外の組織を用いる他家移植の場合、血縁の濃い親族からの提供であっても、免疫系が応答して、その移植片を異物と認識して攻撃する、いわゆる拒絶反応が起こる。せっかく正常に動いている臓器を提供してもらっても厚意が無駄になるという状況が、移植医療の初期には続いていた。

そこに光明が差したのが、１９７６年にスイスのサンド（現・ノバルティス）社が開発した

「シクロスポリン」という免疫抑制薬である。土壌中から見つけた真菌（カビ）を培養すると、11個のアミノ酸が連なった環状ポリペプチドが見つかり、これが画期的な免疫抑制薬となった。移植した臓器の生着率が高まり、生存率が向上して、１９８０年代から欧米を中心に臓器移植が飛躍的に増加した。

藤沢薬品工業（現・アステラス製薬）では、木野亨らが、筑波山の土壌の中から見つけた放線菌の代謝生成物の「タクロリムス」に、やはり免疫を抑制する作用があることを突き止めた。タクロリムスはシクロスポリンの30分の1から１００分の1という低濃度で効力を発揮することが分かり、１９９３年に同社から『プログラフ』として発売された。

タクロリムスは、関節リウマチなどにも保険適応を広げ、アトピー性皮膚炎治療の外用剤『プロトピック』軟膏としても１９９９年に発売されている。

フィールドに出る微生物ハンター

世界で実用化されている薬剤のうちで、天然物由来の成分を原料とする物はかなりの数に上る。新しい天然の原料を求めて、土壌にひっそりと潜む微生物をハンティングしている「狩人」たちがいる。タクロリムスは、そんな地道な土中の宝探しの成果から生まれた。

木野亨も「狩人」の一人で、藤沢薬品で新薬の候補となる物質の探索研究を長年手掛けてきた。東京大学農学部と大学院で醱酵学を修め、日本酒を腐敗させる菌の生育を助けるメバロン酸（火落酸）の分離に成功した田村学造の指導を受けた。1971年、研究室の高月昭らが「ツニカマイシン」という抗菌薬を発見しており、木野は抗ウイルス薬に取り組んでいた。

「机の上で考えるよりはフィールドに出て〝もの〟をつかむのが一番だ。教科書に残るような〝もの〟を見つければ、名前も残る」と、恩師に諭されていた木野は、そのテーマを会社で成し遂げたいとの意欲に燃えて就職した。藤沢薬品は天然物からの創薬をお家芸としており、入社した1976年当時は自社開発の『セファメジン』（セファゾリン）が発売された直後で、抗菌薬に力を入れようというところだった。

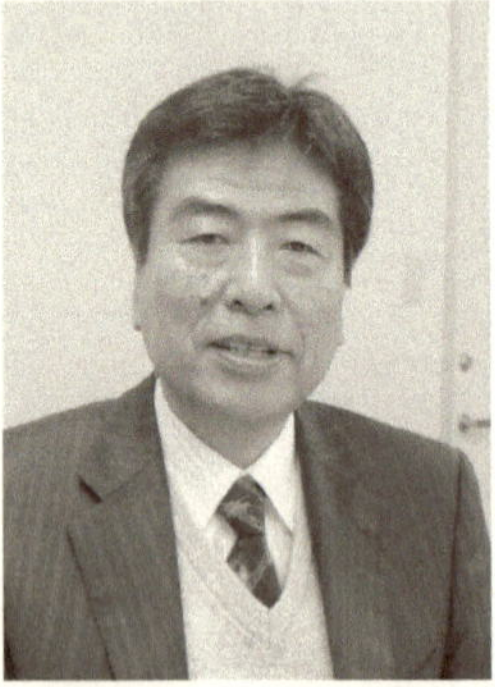
木野亨

土壌を採取して、微生物を培養し精製して検体を調製し、病気のメカニズムを手掛かりにした評価系にかける。そのスクリーニングを繰り返して候補物質を見つけ出す。これは創薬の王道である。土採取から初期のスクリーニングのための動物実験までを、藤沢薬品では探索の研究者がみずから手掛けていた。

抗菌薬は、最初の抗生物質であるペニシリンの発見後、それを凌ぐ「セファロスポリン」や

「セファマイシン」が見つかった。さらに有機合成化学の進歩によって、それらをリード化合物として誘導された物質が、合成抗菌薬となって続々と登場していた。こうした合成抗菌薬に比べると、新規の抗生物質が見つかったとしても、それを実用化するためのハードルは高い。そこで藤沢薬品では、抗菌薬から方向転換して、免疫を高めて生体を防御する免疫増強薬となる微生物代謝生成物、さらには、抗がん剤としても使える物を求めて、探索の方向をシフトさせていった。

１９７７年から低分子（分子量１０００以下）の物質に目標を絞って、発酵産物からスクリーニングを行った。そのスクリーニング方法は、採取した微生物を培養した液を前もってマウスの体内に注入したうえで、細菌に感染させてその生死を見るというかなり荒っぽい評価系だった。木野は、主として精製を担当した。まず見つかったのは、「ＦＫ１５６」というペプチドで、そこから誘導された「ＦＫ５６５」が免疫増強薬候補として有望であることが分かった。種々の動物実験で手応えを得ていたが、本格的にヒトでの安全性を見ようとした矢先に、米国で行われた予備的な臨床試験で思わぬ有害事象が発生し、直前で断念した。

シクロスポリンと似て非なる物

この過程で、木野は、ＦＫ５６５の作用機序を解明する技術を取得しようと、東海大学の垣生園子の元に国内留学して免疫学を学ぶ機会を得た。免疫学の知識が加わったことで、次なるターゲットとして免疫抑制薬の探索を志した。

1980年代には、真菌を発酵させてできた代謝生成物を製剤にしたシクロスポリンが欧米で発売されており、移植時の拒絶反応を抑える薬として注目されていた。臓器移植が活発でない日本での使い途は限定されるかもしれないが、自己免疫疾患の治療には使える可能性があった。自己免疫疾患とは、本来は異物を排除する免疫系が異常に働いて自分の組織を攻撃してしまう病気で、関節リウマチなどがあげられる。「抗生物質では、ペニシリンを超えるセファロスポリンが見つかった。同じように、免疫抑制物質でもシクロスポリンを超える物質が見つかる可能性は高いはずだ」と、木野は考えた。

目指すものをスクリーニングするには、まず評価系を構築しなければならない。拒絶反応が起こっているときには、抗原刺激を受けて、リンパ球のうち免疫反応の司令塔ともいえるT細胞が活性化され、細胞傷害性T細胞（キラーT細胞）が異物（移植片）を破壊しようとしている。T細胞の活性化には、ヘルパーT細胞が産生するタンパク質（サイトカイン）の一つ、インターロイキン-2（IL-2）が必要である。このため、このIL-2産生を特異的に抑制する物質を候補物質としてスクリーニングしようと、マウス脾臓のリンパ球細胞を使った評価系をつくった。

木野が研究を行ったのは、1983年に茨城県の筑波研究学園都市に新たに開設された藤沢薬品の探索研究所である。所内は新入社員が半数を占め、若さとやる気にあふれていた。開設直後から探索が開始され、社員がハイキングや旅行に出かけたときはスプーン1杯の土を持ち帰るようにと呼びかけがなされた。しかし、カビと放線菌、合わせて3000株の培養液をスクリーニングしても何も手応えがなく、評価系の見直しを迫られることになった。

次につくり上げた評価系は、リンパ球混合反応を利用したもので、自己と非自己の認識にかかわる主要組織適合性抗原（MHC）の異なる、すなわち2つの個体の2種類のリンパ球を混合する。互いに相手を異物と認識してリンパ球が分化・増殖するが、そこに培養液を加えて反応が抑えられれば、移植時の免疫反応もブロックできると考えられた。

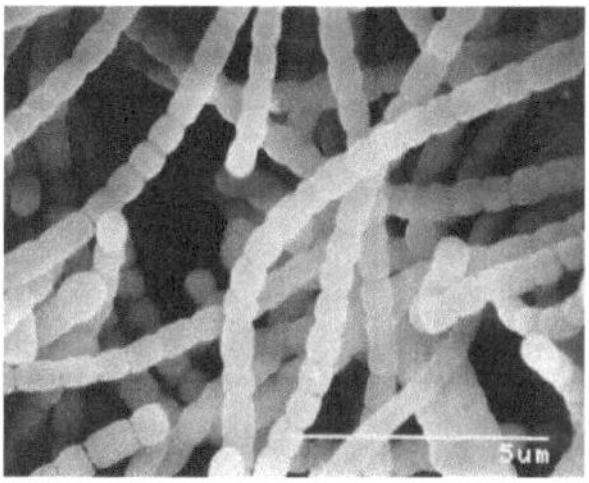

写真2-2-1　タクロリムスが見つかった放線菌（木野亨氏提供）

数ヵ月して引っかかったのが、近郊の筑波山の土壌中から見つかった新しい放線菌（学名*Streptomyces tsukubaensis*、写真2-2-1）の代謝生成物だった。その有効成分が精製単離され、有機合成化学者によってその構造が決定されるとマクロライド骨格を持っており、「FK506」（後のタクロリムス、図2-2-1）と呼ばれることになった。

スクリーニングは長く根気の要る仕事で、どこかで見切りを付けなくてはならないが、微生物のふるまいには四季があるかもしれないと考えられているため、通常1年ほど継続される。約1万株の培養液のスクリーニングを試み、諦め感も漂うころに、ＦＫ５０６が姿を現した。筑波の女神がほほえんだのだ。

シクロスポリンと対照させながら簡単な作用機序を調べてみると、非常に似通っていた。後に、ハーバード大学のスチュアート・シュライバー（Stuart L. Schreiber）らによって、どちらも細胞内に入るとタンパク質と結合して複合体をつくるが、その際のタンパク質が違うだけだと解明された。ＦＫ５０６は試験管内の実験では、シクロスポリンの30分の1から１００分の1という低用量で、同等のＴ細胞の機能を抑制する効果を発揮した。一方で、骨髄細胞のようなＴ細胞以外の細胞には何ら影響を及ぼさないことも分かった。

作用機序がシクロスポリンと異なるほうが、学問的にはおもしろい。しかし実際には、両者は同じ物質ではないかと思うくらい似ていたことで、木野は、「確かに薬になる」と直感した。同時に、きちんとした評価系を構築することの重要性を改めて痛感した。

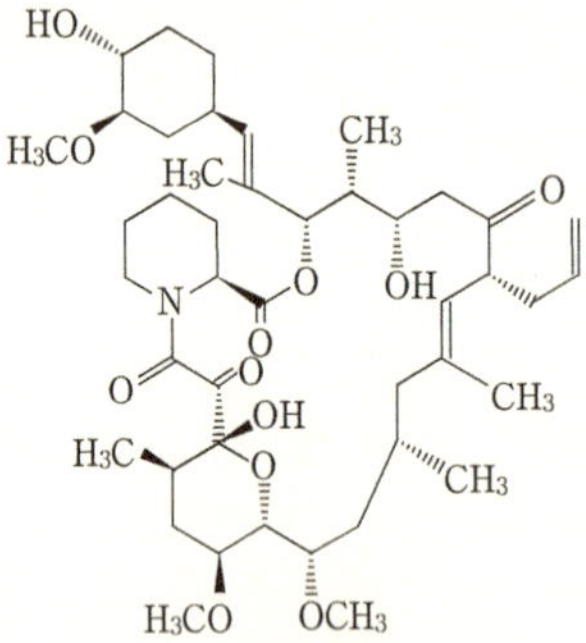

FK506

図2-2-1　FK506（タクロリムス）

移植先進国での治験開始

ラットの皮膚移植の実験で好感触が得られたことから、探索研究所長だった青木初夫（後にアステラス製薬初代会長）は、移植外科に取り組んでいた千葉大学外科の落合武徳に共同研究を持ちかけた。１９８４年秋から、落合がラットの心臓移植やイヌの腎臓移植のような血管の吻合を伴う手術で実験してみると、ＦＫ５０６を投与した群では拒絶反応が抑えられ、シクロスポリンを上回る高い免疫抑制効果が得られた。一方で、腎障害や肝障害などの副作用は少なく、安全性は高いとされた。イヌでは若干毒性が出たが、これらのデータは１９８６年にヘルシンキで開催された国際移植学会で発表された。

まだ無名だったＦＫ５０６の噂を聞きつけ、それを注視していたのが、１９６３年に世界で初めて肝臓移植を手掛けた米国ピッツバーグ大学のトーマス・スターツル（Thomas E. Starzl）だった。スターツルは、移植医療に革命をもたらしたシクロスポリンについても、発売前の臨床研究にかかわっていた。さらに移植の第一人者として、シクロスポリンの限界もよく分かっていた。シクロスポリンには腎毒性があり、腎障害の副作用がある。加えて、拒絶のリスクを減らしたいと多量に投与すると、高血圧、多毛、歯茎のはれ、筋肉の震え、といった障害が現れると報告されていた。

スターツルは、ＦＫ５０６を求めて、その数週間後に来日。「ぜひ使ってみたい」と藤沢薬品の重役に直々に申し入れて、実験計画を説明した。こうして、日本生まれのＦＫ５０６は１９８９年、遠く異国の地で、世界で初めての臨床研究に供されることになった。スターツルはイヌやサルなどの大型動物で有効性と安全性について感触を得てから、２度の肝臓移植を受けた20代の女性患者への投与を行った。この患者には過去２度の移植でシクロスポリンが投与されたが、免疫反応を抑制できなかった。３度目の移植に際し、シクロスポリンに加えてＦＫ５０６を追加投与したところ、〝似たもの同士〟で相乗効果が出たのか、腎障害などが増強してしまった。普通ならＦＫ５０６を中止するところだが、シクロスポリンをやめ、ＦＫ５０６だけを投与し続けた。すると、患者の腎機能が回復するとともに、移植した肝臓も機能し始めた。続いて、さらに重体で４年間に５回の移植を受けた30代の男性患者など、10人の肝臓移植患者のうち、ＦＫ５０６は７つの肝臓を生着させた。

投与第１号の患者を救った成果は、１９８９年10月18日の『ニューヨーク・タイムズ』紙の一面に、前日に起きたサンフランシスコ地震と並び、「臓器移植手術における新薬の大成功（New Drug Shows Stunning Success In Organ-Transplant Operations）」という見出しで報じられた。その10日後には、一流医学雑誌『ランセット』に10例の詳細な症例報告がなされた。

この成功で開発に弾みがつき、ＦＫ５０６は「タクロリムス」と名付けられ、同年米国で、正式に承認申請のための治験が始まった。日本では京都大学を中心に、1990年から、肝臓移植、腎臓移植、そして、骨髄移植での治験が順次開始された。

製剤化にあたっては苦労もあった。タクロリムスの水に対する溶解度は、室温で2〜3μg／mℓときわめて低かったためだ。工夫を積み重ねた結果、吸収率を高めた経口剤と、特殊な界面活性剤の使用によってエタノール製剤の注射剤ができた。

こうして、日本では1993年に承認され、1年遅れの1994年には米国食品医薬品局（FDA）でも承認された。日米の開発のスピードは逆転して、タクロリムスの最初の福音は日本の移植患者にもたらされた。移植（graft）を拒絶反応から保護（protect）することから、『プログラフ』（Prograf）と命名された。

アトピーの外用薬や点眼薬に展開

薬になったタクロリムスは、順調に健康保険の適応を拡大していった。移植の薬として地歩を固めようというころ、藤沢薬品社内では次なる疾患について話し合われた。そこで検討に上ったのが、外用薬（軟膏）として、免疫の過剰反応で起こるアトピー性皮膚炎の治療に用いることだった。動物実験を繰り返して効果と安全性の検証を重ねて治験に進み、1999年、ステロイド外用剤以来、じつに40年ぶりのアトピー性皮膚炎の新薬として、世界に先駆けて日本で承認された。

顔面に使用した場合は、ステロイド薬に比べて有意に炎症を抑える効果が高かった。使用開始時には患部に刺激感があるが、皮膚のバリアが回復されるにつれ吸収もされにくくなり、頓用（症状が出たときにのみ使用）で済ませられるので、長期間使用し続けても安全性の問題は生じにくい。アトピー性皮膚炎（atopic dermatitis）を保護（protect）する薬剤として、こちらは『プロトピック』（Protopic）と名付けられた。欧米でも、相次いで承認されている。

後に、タクロリムスの免疫抑制作用の機序が明らかになり、免疫学の発展にもつながった。1980年代後半、前出のシュライバーはタクロリムスの全合成に成功するとともに、その標的分子を単離。T細胞の表面から核に至るシグナル伝達経路に関与する標的遺伝子や分子が突き止められていった。タクロリムス自体には薬理活性はなく、細胞内の受容体であるFK506結合タンパク質-12（FKBP12）と複合体を形成すると、それが標的となるタンパク質、カルシニューリンと結合することで、IL-2やインターフェロンに代表される種々のサイトカインの発現が抑制されていた。

シュライバーはここで得た知見を基に、有機化学的手法に加えて分子生物学的手法を駆使し、生体内分子の機能や反応を分子レベルで解明する「ケミカルバイオロジー」という研究領域を提唱した。一連の業績により、ノーベル賞候補とも目されている。

入社7年目にしてFK506を探り当てた木野は、しばらく別の領域のスクリーニングを手掛けた後、臨床開発のプロセスも経験したいと考えて、臨床研究の部門への異動を希望した。その時点で、プログラフは自己免疫疾患の治験をする段階に入っており、重症筋無力症、ループス腎炎、関節リウマチの治験にかかわることができた。ループス腎炎について第Ⅱ相試験を終えた後、承認まで見届けることなく、2005年3月に会社を去った。藤沢薬品に在籍した30年は、薬の候補物質の探索に大半を費やしたが、それが実際に患者に投与されるまでを見届けることができたのは、「狩人」として幸せなことである。容易には諦めないという伝統の中で、「周囲に支えられながら成果を呼び込み、楽しい会社生活だった」と木野は振り返る。

同年4月、藤沢薬品工業は山之内製薬と合併して、アステラス製薬となった。自分が所属していた会社名が消えることには一抹の寂しさもあるが、木野は、「私には、〝もの〟があった。おもしろいことをやれて、達成感も残った」と、新会社の屋台骨を支えるまでに育ったタクロリムスを見守る。その後も、アレルギー性結膜疾患治療用の点眼薬『タリムス』へと姿を変えて登場する一方、『プログラフ』は潰瘍性大腸炎など自己免疫疾患への適応を拡大し続けている。

木野は、タクロリムスとその製造法の特許に発明者として名を残し、2004年には全国発明表彰・内閣総理大臣発明賞を授与された。みずからフィールドに出ることはなくなったが、木野は今も創薬のシーズをハンティングし続けている。

コラム

薬の種は土中に眠る

開設間もない筑波の研究所の周辺で静かに出番を待っていたFK506と出会ったことは、木野にとって千載一遇だった。

微生物との偶然の邂逅は、例がないわけではない。たとえば、セファロスポリンが最初に単離されたのは、イタリア・サルデーニャの下水道。また、シクロスポリンの元となった真菌は、ノルウェー南部の高原からサンド社社員が持ち帰った土中から見つかった。探索研究者には、自宅の庭をはじめとして片っ端から土を掘り返して、微生物と出会った者も少なからずいた。

自宅の庭なら問題にはならないが、まだ手つかずの人里離れた地へ、企業が探索のフィールドを拡大する傾向には議論がある。

大手製薬会社の米国メルク社は1991年、コスタリカの国立生物多様性研究所との間で契約を交わし、一時的な対価として100万ドルを支払い、同国の天然生物資源の標本を採集する権利を得た。こうした資源が実際に製品につながった場合は、同社は売り上げの一部を同国政府と研究所に支払う契約である。しかし、その利益の配分の基準には定めがない。

２０１０年には名古屋で第10回生物多様性条約締約国会議が開催された。この条約には、「遺伝資源の利用から生ずる利益の公正かつ衡平な配分」が盛り込まれている。が、米国は自国の産業保護の目的もあってまだ批准していない。

第3章

死病と向き合って

3-1 レトロビル（アジドチミジン：AZT）
——エイズウイルスの増殖を抑える薬

1981年春のこと、米国疾病対策センター（CDC）は、男性同性愛者の間に奇病がはやっているると報告した。世界で最初の後天性免疫不全症候群（AIDS：エイズ）の症例報告である。その後エイズは、性的接触や血液を介して感染が拡大し、なすすべがない死病として恐れられた。1983年、エイズ患者から分離・同定されたのが、レトロウイルスであるヒト免疫不全ウイルス（HIV）だった。

一般に、遺伝情報は、デオキシリボ核酸（DNA）からDNAまたはリボ核酸（RNA）にコピーされて伝わる。それに対し、レトロウイルスでは、RNA上の情報が逆転写と呼ばれる機能でDNAへと伝達される。

このためエイズ治療には、逆転写反応を触媒する酵素（逆転写酵素）を標的としてHIVの増殖を抑える薬が有用だとみられた。その開発に取り組み、世界で初めての薬を含め、4つの抗HIV薬を開発したのは、日本人研究者である満屋裕明である。エイズに化学療法の道が切り開かれ、後に薬を複数組み合わせる治療（多剤併用療法）が確立された。これにより、エイズは早期に死に至る病から、治癒はしないまでも、コントロールできる慢性疾患になった。

レトロウイルスに取り組む

学生運動がピークに達し、東京大学の入試が中止になった1969年、満屋裕明は、熊本大学医学部に入学した。当初は〝腰掛け〟的な思いもあったが、学生運動の嵐の中で時は過ぎ、卒業後は第二内科に入局した。専門は血液内科で、その領域は細胞レベルのサイエンスが最も進んでいるようだと見えたことが、動機の一つだった。

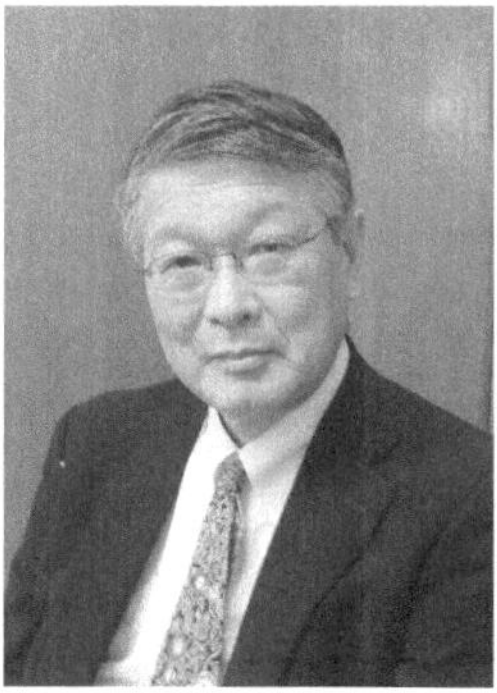
満屋裕明

研修医時代の満屋は、仕事の飲み込みが人より早く、複雑な手技を要する検査なども難なく習得しており、臨床の道を究めようと考えたという。ところがある日、研修先の病院長から呼ばれ、「戦時中で研究ができなかった自分の分まで研究をしてほしい」と託され、熊本大学に戻ることを決めた。

臨床免疫学者で血液学の権威である岸本進の下で一から実験作法を習得し、恩師の推薦により、米国立衛生研究所（NIH）への留学が決まった。博士号が必要だが、満屋は、先天的に免疫系に欠陥があって感染症にかかりやすくなる、原発性免疫不全症という稀な難病の患者から血液を採取し、丹念に集めた血液のリンパ球機能を解析して論文も十分発表していたので、すぐに学位を取得した。1982年10月から当初2年の予定で、NIH傘下の米国立がん研究所（NCI）に客員研究員として派遣された。

世界に冠たるNIH／NCIには、サイエンスを合理的に進めるために整えられた環境があることに、満屋は目を見張った。1980年に最初のヒトのレトロウイルスとして同定されたばかりで、日本では得られなかった成人T細胞白血病（ATL）の原因となるヒトT細胞白血病ウイルス1型（HTLV－1）やその遺伝子でさえ、時間をかけることなく簡単に入手できた。成人T細胞白血病は、白血球を構成するリンパ球のうちで免疫反応の中心的な役割を担うT細胞に異常をきたすもので、日本では九州を中心とした西南部に多く、主として40歳以降の人に起こる。

HTLV－1感染によって起こる免疫不全の原因を究めたいと考えた満屋は、研究室のボスであるサミュエル・ブローダー（Samuel Broder）に、これに感染した細胞だけを殺す特異的なCD8陽性T細胞（細胞傷害性T細胞、キラーT細胞）をつくりたいと願い出て、了承された。免疫系細胞の表面はCD8やCD4という抗原タンパク質（マーカー）で覆われており、CD4だけが陽性のT細胞（ヘルパーT細胞）と、CD8だけが陽性のT細胞（キラーT細胞）は、ともにリンパ球を構成するT細胞の一種である。ヘルパーT細胞は免疫システムの司令塔であり、異物の侵入を察知すると、キラーT細胞などの免疫機構に攻撃の指示を出す。レトロウイルスは、CD4分子を受容体として結合するため、CD4を表面に持つヘルパーT細胞はその感染の標的となることが知られていた。

ほどなくして、成人T細胞白血病で寛解（白血病細胞がほぼ消える状態）に入った患者から得た血液を刺激して、HTLV－1特異的キラーT細胞を作製することに成功した。満屋は、渡米後わずか半年で論文を『ジャーナル・オブ・エクスペリメンタル・メディシン』に発表し、研究の続報は『サイエンス』や『ランセット』などの一流誌に掲載された。

続いて、破傷風のつくる毒素である破傷風トキソイド（TT）を抗原として、これに特異的に抗原抗体反応を引き起こすヘルパーT細胞を樹立、研究結果を『サイエンス』に発表した。

逆転写酵素を抑える薬を目指す

当時、米国で保健衛生上の最優先課題となりつつあったのが、エイズだった。1983年に患者から分離・同定され、後にヒト免疫不全ウイルス（HIV）と名付けられたこのウイルスもレトロウイルスであることが解明されていた。HIVに感染した直後には、ヘルパーT細胞が選択的に破壊され、免疫機能が障害されていく。数ヵ月から10年という潜伏期間を経て、やがてエイズを発症すると、免疫不全に伴うさまざまな日和見感染の症状が引き起こされていく。

レトロウイルスがやっかいなのは、ヘルパーT細胞に吸着後、細胞内に侵入して逆転写酵素に媒介されて遺伝情報がRNAからDNAへと伝達されると、産生されたインテグラーゼ酵素の働きでヒトの遺伝子に組み込まれ、増殖し変化し続けることだ。このため、いったんHIVに感染すると、ウイルスを排除することは不可能と考えられ、抗ウイルス薬で増殖を抑制したところで、病状の進行は抑えられない。

逆転写酵素は、1970年に、デビッド・ボルチモア（David Baltimore）とハワード・テミン（Howard M. Temin）によって発見された。遺伝情報はDNAからRNAへ一方通行に流れるという、1958年にフランシス・クリックが提唱した分子生物学のセントラルドグマ（基本原則）を覆すもので、1975年にノーベル生理学・医学賞を受賞している。

ブローダーの提案で、満屋はエイズ治療薬を手掛けることになった。基礎研究至上主義の日本育ちで、薬のような〝応用研究〟にはためらいがあった。しかし、満屋は、ヘルパーT細胞のクローン培養技術を有し、細胞も億単位で保有しており、それらの細胞の樹立と維持のための十分な経験があった。満屋は、レトロウイルスに巡り会ったのは運命だと感じており、科学的興味も強かった。渡米後すでに目覚ましい業績を挙げていたこともあり、熊本大学を辞めて米国にとどまる決意を固めた。

世界で初めてHTLV‐1を分離・同定したのはNIHのロバート・ギャロ（Robert C.

Gallo）で、彼は続けてＨＩＶの分離にも成功したと報告した。しかし、ギャロらは、フランス・パスツール研究所のリュック・モンタニエ（Luc Montagnier、２００８年にフランソワーズ・バレ＝シヌシ、ハラルド・ツア・ハウゼンとともにノーベル生理学・医学賞受賞）の同定したウイルスを盗用したことが判明した。ＨＩＶ発見の先陣争いでは敗れたが、それは治療薬開発とは無関係の争いで、身近なギャロから、後にヒト免疫不全ウイルス１型（ＨＩＶ－１）と呼ばれるようになったウイルスを容易に入手できたことは満屋には幸運だった。１９８５年にモンタニエらは別のウイルスも分離しており、そちらは、ヒト免疫不全ウイルス２型（ＨＩＶ－２）と呼ばれる。

道具立てに不足はなかったが、感染を恐れて、研究室内では満屋以外の研究員はこぞってＨＩＶの研究を拒否したのみならず、満屋にＨＩＶ－１を扱う研究を研究室でしないよう求めた。やむを得ず、満屋は、昼間は従来どおりＨＴＬＶ－１の研究を続け、早朝と夜間にギャロの研究室に通ってＨＩＶの研究に没頭した。ギャロはワクチンの開発を目指しており、満屋とアプローチは異なっていたので、満屋の夜間の研究を許した。

満屋は、逆転写酵素に注目した。レトロウイルスに特有の酵素であり、これを特異的に叩く物質があれば、ＨＩＶ増殖を阻止できる可能性が高い。満屋は、逆転写酵素を阻害する薬剤を感度よく見つけ出す評価系の構築に心血を注いだ。ＮＩＨに赴任以来、満屋は、患者・同僚を問わず破傷風トキソイドの予防接種を最近受けたと聞くと、血液を採取していたので、細胞の反応には個体差があることをよく知っていた。ある日本人医師の血液から採り出した破傷風トキソイド特異的ヘルパーT細胞は増殖能が高いが、ＨＩＶの攻撃を受けるとすぐ死滅した。評価系に用いるには打ってつけだった。

満屋は、それを用いて、破傷風トキソイド特異的ヘルパーT細胞のクローンの一つを作製、これをＨＩＶに曝露した後、薬の候補物質を加えて培養し、生き残ったヘルパーT細胞の数によって薬効を見るという評価系をつくり上げた。

眠り病の薬に可能性を見いだす

当時、逆転写酵素の阻害効果が知られていたのは、結核治療薬の「リファンピシン」とその誘導体などである。それらのうち10剤ほどを試したが、いずれも目指すＨＩＶへの効果はさっぱり得られなかった。行き詰まりかけたところに偶然、寄生虫感染症で眠り病を起こすトリパノソーマ症の治療薬、「スラミン」に、レトロウイルスの逆転写酵素活性を阻害する可能性があるとの情報がもたらされた。

満屋がさっそく試してみたところ、スラミンによりＨＩＶは死滅し、ヘルパーT細胞が守られていた。１９８４年7月6日、世界で初めて抗ＨＩＶ活性を持つ薬剤の存在が確認された瞬間だ。8月に『サイエンス』誌に投稿した論文はわずか13日間で受理され、10月12日号に掲載された。

並行して、エイズ治療薬として米食品医薬品局（ＦＤＡ）の承認を得るために、患者に投与する治験の準備が進められていた。米国の医師免許を持たない満屋に代わり、それまではエイズを忌避していた同僚が、今度は担当を引き受けてくれた。

スラミンにはすでに薬としての実績があったため、8月6日にエイズ患者10人を対象に、主として安全性を見る第Ｉ相試験が開始された。静脈注射による投与の限界量は分かったものの、病状の改善は見られなかった。ただ、重篤な副作用もないことから、第Ⅱ相へと望みをつなぐことになった。

しかし、第Ⅱ相試験でも、患者の免疫不全症状は改善しないばかりか、肝障害による死亡者まで出る始末で、試験は中止された。実は、スラミンは多価陰イオンを含む物質で、試験管内ではＨＩＶに吸着することで阻害作用が起こっていたにすぎなかったのだ。満屋は淡々と結果を受け止めた。ともあれ、抗ＨＩＶ活性を調べる評価系が確立していたことは、救いだった。

初の抗ＨＩＶ薬は抗がん剤から

ブローダーは、製薬会社ならば薬の候補物質を多数持っているだろうと、共同研究を画策し

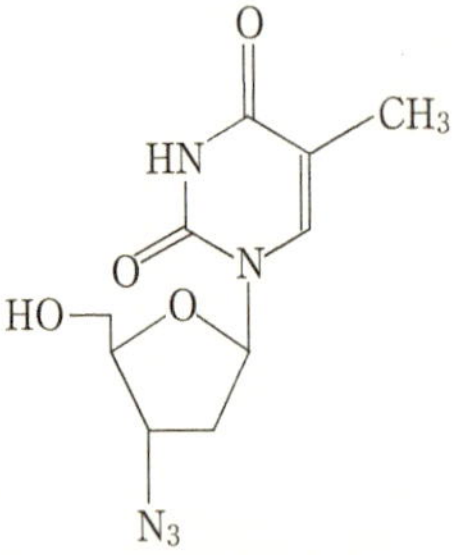
AZT

図3-1-1　AZT（アジドチミジン）

た。しかし、感染拡大が続くといっても、その時点ではエイズはまだ稀な病気で、治療薬に関心を寄せる会社は少なく、唯一食指を動かしてきたのがバローズ・ウェルカム（現・グラクソ・スミスクライン）社だった。

　バローズ社は10月以降、既存の化合物から吟味した物質に「Ｂ」から「Ｒ」まで順番にラベルを付けて、次々と送ってきた。満屋はそれらを、ヘルパーＴ細胞とＨＩＶを入れた試験管、ヘルパーＴ細胞のみを入れた試験管の双方に加えて１週間経過を見るという実験を黙々と続けた。どれもＨＩＶを死滅させはしたが、正常なヘルパーＴ細胞も殺してしまい、候補物質とはなり得なかった。

　それからしばらくして、評価系に長らく用いていたヘルパーＴ細胞が老化して、ＨＩＶに対する応答性が落ちるという危機が襲った。しかし、満屋は、ほどなく解決策を探り当てた。細胞を腫瘍ウイルスであるＨＴＬＶ-１に感染させて不死化して際限なく増殖させるというアイデアであった。この不死化されたヘルパーＴ細胞は、提供者である医師名、破傷風（tetanus）、ＨＴＬＶ-１の頭文字にちなみ、「ＡＴＨ８」と名付けられた。

　翌１９８５年２月、薬剤「Ｓ」がバローズ社から送られてきた。ＡＴＨ８細胞に対して、いつ

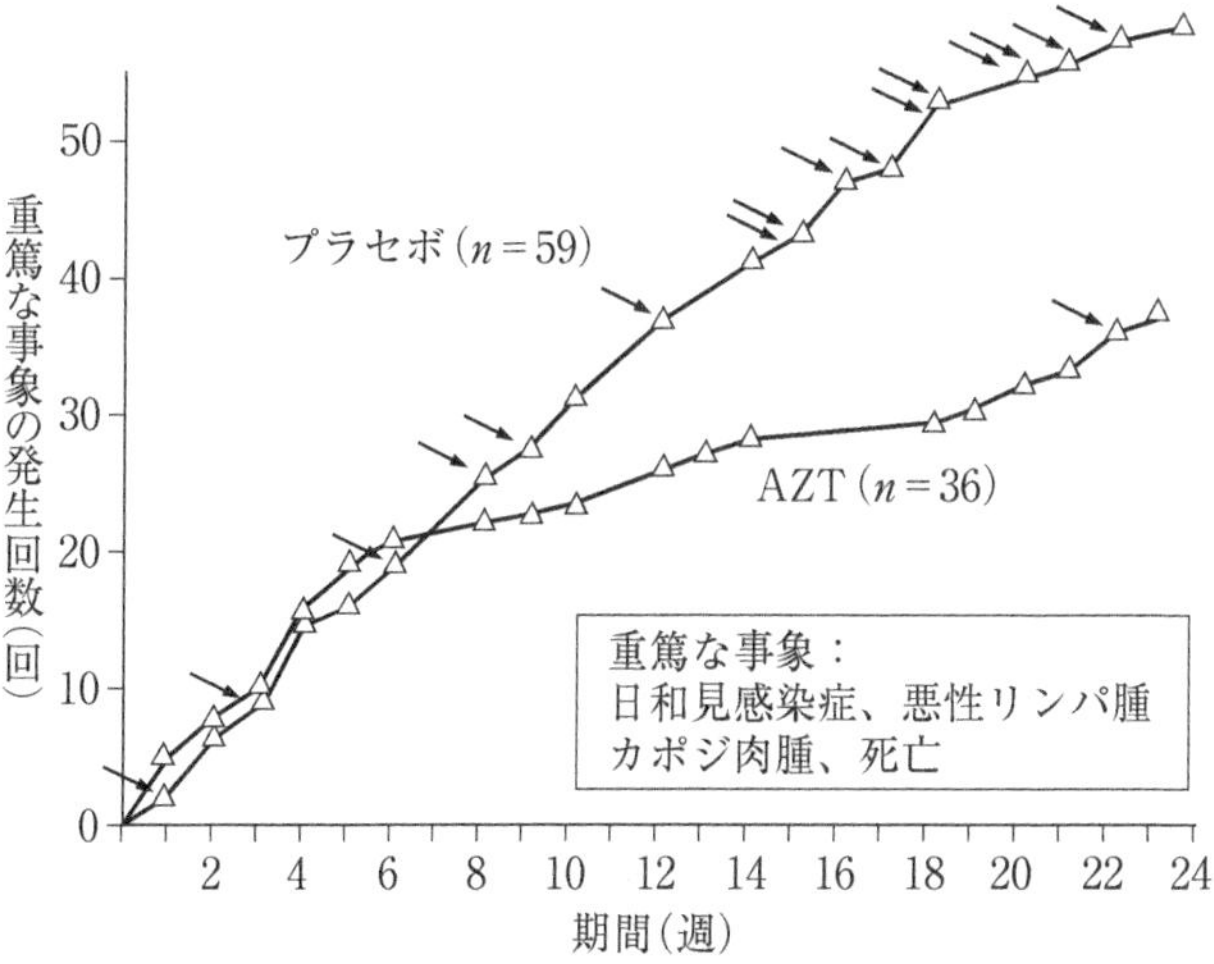

図3-1-2　エイズ発症者を対象とした無作為抽出二重盲検AZT臨床試験。図中の矢印は「死亡」を示す。AZT投与群の死者がプラセボ投与群に比べ著しく少なく、臨床試験は中断された（出典：実験医学　29(4)、世界最初のAIDS治療薬AZTの開発、満屋裕明ほか）

もの実験を開始して6日目、ＨＩＶに曝露させた後に「Ｓ」を加えていなかったＡＴＨ８細胞だけが死滅していた。満屋ははやる心を抑え、細胞を変えて実験を繰り返してみたが、程度の差はあれ、いずれも抗ウイルス効果を裏付けるものだった。

「Ｓ」の正体は、当初、満屋たちには知らされなかった。ノースカロライナの米国本社を訪ねたブローダーに、ようやく明かされた名は、「アジドチミジン（ＡＺＴ）」、別名を「ジドブジン」という（図３－１－１）。ニシンやサケの精子から抽出された核酸の誘導体で、抗がん剤として１９６４年に合成された物質であったが、抗がん作用はまったくみられず、開発は断念されていた。

FDAの審査は迅速で、申請から5日で治験の承認が得られた。1986年には第Ⅱ相試験に進み、偽薬（プラセボ）と比較するため、医師にも患者にも誰が実薬に当たっているかを伏せた二重盲検試験が実施された。AZTは内服が可能だ。24週まで、日和見感染症、悪性リンパ腫、カポジ肉腫など、エイズに伴う重篤な症状が現れた患者は、AZTを投与された群が、プラセボ群に比べて顕著に少なかった。また、死者がAZT群は1人に対し、プラセボ群では19人も出たことで、試験は中断され、全員にAZTが投与されることになった（図3-1-2）。後に二重盲検の必要性が倫理的な問題になったほどの著しい効果が現れたのだ。なお、FDAは1988年から、生命を脅かす消耗性の病気に対する医薬品については、第Ⅱ相で著明な効果が示されれば、第Ⅲ相のデータがなくても速やかに製造販売承認をする迅速承認審査制度を発足させている。

こうして、AZTは、HIV増殖を抑制して生存期間を延ばすことが証明された。世界初の抗HIV薬『レトロビル』として1987年9月に米国で発売され、日本でも同年緊急承認された。

満屋の考えも変化していた。「治療薬開発に携わることができ、それが少なくとも一部の人で成功したと思えるのは臨床医の冥利に尽きる」と振り返る。治療薬開発を、〝ふりかけ実験〟と揶揄する向きもあったが、「最も優れた最先端の科学で勝負したからこそ、良いデータが得られた」との自負がある。

3-2 ヴァイデックス、ハイビッド（ジダノシン、ザルシタビン：ddI、ddC）——第2、第3のエイズ逆転写酵素阻害薬

世界初のエイズ治療薬、アジドチミジン（AZT）は当初から分子標的治療薬を目指したものであった。分子標的治療薬とは、標的分子となるタンパク質に的を絞って狙い撃ちする薬で、現在は盛んに開発されているが、当時としては稀な試みであった。ただし、AZTはその薬物動態から1日6回の服用が必要で、毒性も強い薬だった。そのため、満屋は、AZTがまだ治験にも至っていない段階から、次なる治療薬のシーズを探していた。

DNA鎖の伸張を停止する薬

製薬会社に頼らずに薬を探索するには、薬理学のバックボーンとなる生化学をもっと深める必要がある。満屋はそう感じていた。幸運なことに、隣の研究室にいた九州大学からの日本人留学

生が、満屋が大学時代に徹底して学んだ教科書、『新医化学』（山村雄一著）を日本から持参してきていた。１９８５年が明けて早々のことである。

満屋はそれを借りて〝復習〟した。ＤＮＡ合成についての記述があり、そこから次の発想がわいてきた。ＡＺＴがＨＩＶの活性を阻害するのは、逆転写酵素が、感染細胞内で代謝されリン酸化されたＡＺＴ三リン酸を取り込んで、ＨＩＶのＤＮＡ鎖を伸張できなくなるために違いない。類似の構造を持ったＤＮＡ鎖停止剤（ターミネーター）であれば、抗ＨＩＶ活性があるかもしれ

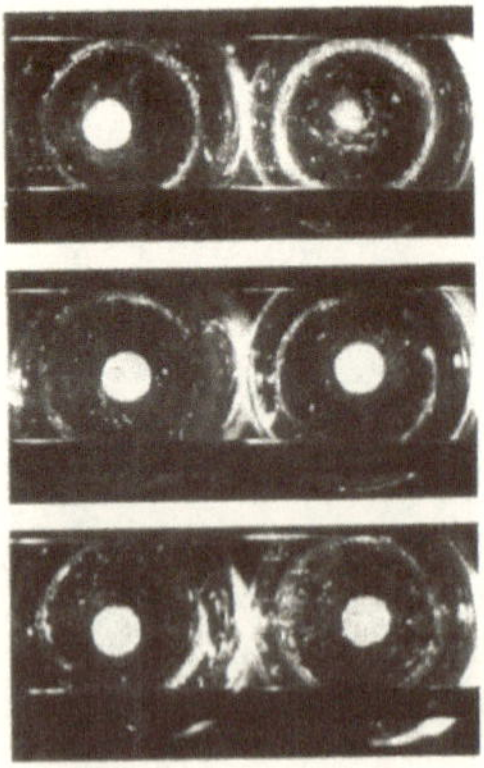

写真3-2-1　AZTとddIの抗HIV活性。破傷風トキソイド特異的ヒトT細胞クローン（ATH8）を試験管内で培養するとクラスター（塊）をつくりながら増殖する。試験管の底から見上げると細胞ペレットが〝ボタン〟に見える（上・左）。この細胞をあらかじめHIVに曝露しておくと3～4日でATH8はほとんど死滅して、〝ボタン〟は破壊される（上・右）。しかしHIVに曝露後、AZT（中段）やddI（下段）を加えておくと、細胞毒性はもたらされずにATH8へのHIV感染、すなわち細胞死がほぼ完全に阻止される（満屋裕明氏提供）

ない。これが満屋の仮説で、世界中でこれを検証する術を持っているのは、満屋一人だけだった。

１９７７年には、フレデリック・サンガー（Frederick Sanger）が、ＤＮＡ塩基配列の決定法として、ジデオキシ法を開発していた（１９８０年にウォルター・ギルバートとともに２度目のノーベル化学賞受賞）。この方法では、４種のジデオキシヌクレオチド（ddATP、ddGTP、ddCTP、ddTTP）のうち1種類を、ＤＮＡ合成反応を止めるターミネーターとして用いている。

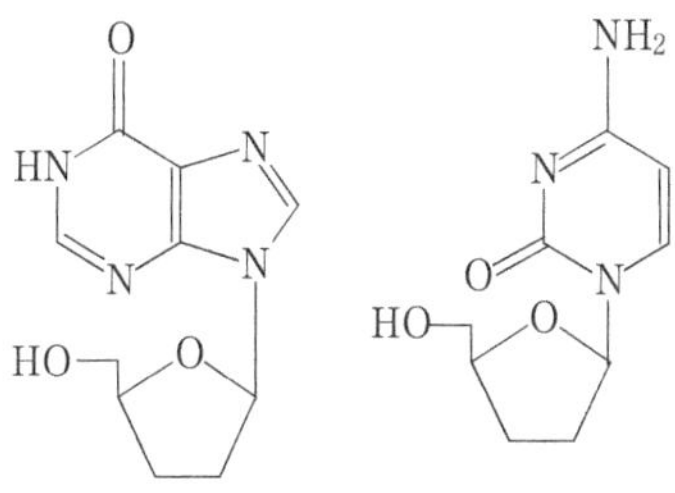

ddI　ddC

図3-2-1　ddIとddC

細胞内に取り込むためには、リン酸化されていないヌクレオシドである必要があった。満屋はさっそく、2',3'-ジデオキシヌクレオシド（ｄｄＮ）の４つの誘導体、「2',3'-ジデオキシアデノシン」（ｄｄＡ）、「2',3'-ジデオキシグアノシン」（ｄｄＧ）、「2',3'-ジデオキシシチジン」（ｄｄＣ）、「2',3'-ジデオキシチミジン」（ｄｄＴ）を購入した。

それらの試薬を、ＡＺＴで用いたのと同じ評価系に加え、３～４日経過してみると、いずれもヒトのヘルパーT細胞であるＡＴＨ８細胞が、ＨＩＶへの曝露にもかかわらず生き延びているのが見て取れた（写真３－２－１）。

満屋の興奮はAZTのときのそれをはるかに上回った。製薬会社との共同研究で手にした物質を用いることなく、みずから立てた仮説を裏付けるデータが得られ、ウイルス活性のメカニズムが明らかになったのだ。同時に、このddN誘導体のいずれかが薬として応用できる可能性があると思われた。満屋は、誰も知り得ない事実を研究ノートに書き付け、それを研究室に置いたまま帰って、火事にでもなりはしないかと恐れたほどだった。

最終的に、ddCとddI（2',3'-ジデオキシイノシン）の細胞毒性が低かったことから、この2つが治験に進むことになった（図3-2-1）。

満屋が、AZT、ddC、ddIの活性を確認するまでに、評価系にかけた試薬は、わずか41にすぎなかった。あとから判明したことだが、いずれのddNもヒト細胞内ではリン酸化酵素により三リン酸化されるが、マウスの細胞内のリン酸化酵素はddNを基質としてほとんど認識しなかった。もし、マウス細胞を使った評価系を用いていたら、エイズ治療薬が世に出るのは大きく遅れ、その間にも何十万人もの患者が命を落としていただろうと満屋は述懐する。

特許権を巡る応酬の渦中に

第2、第3のエイズ治療薬の姿を捉えようというころ、満屋は、AZTの特許権を巡る応酬の矢面に立たされることになった。

治験では、投与したエイズ患者自身の血液サンプルを用いて薬物動態を見なくてはいけない。しかし、AZTの場合、製造元で共同研究者であるバローズ社ではこうした検査をいっさい拒否しており、代わりに米国立がん研究所で検査を実施し、そのデータが同社に送られていた。このように同社はきわめて非協力的な態度であったにもかかわらず、1985年2月、満屋が最初にAZTの効果を評価系で確かめた直後に、本社のある英国で特許を出願していた。続いて、第I相試験終了後の9月には、米国特許庁にも出願した。そこに発明者として名を連ねていたのは同社社員の5人のみで、満屋の名は記されていなかった。

AZTはもともと、同社に試薬として保管されていた抗がん剤の候補物質であった。しかし、逆転写酵素阻害薬としてエイズ治療薬になることを見いだしたのは、紛れもなく満屋らの功績である。

1985年10月に、満屋らはAZTが試験管内でエイズウイルスの増殖を阻止する可能性を示唆する論文を『米国科学アカデミー紀要（PNAS）』に発表した。1986年1月、バローズ社の米国での特許申請は却下された。その後も、同社は出願を繰り返し、AZTが『レトロビル』という名前で発売された翌年の1988年2月に米国で特許が成立した。

満屋自身は、科学的発見に満足していたので、実のところ、特許にはあまり関心がなかった。しかし、『レトロビル』は、エイズに有効な唯一の治療薬でありながら、薬代だけで年間800

0ドルにも達する史上最高値の薬であったため、1989年8月28日付『ニューヨーク・タイムズ』紙が社説で、「AZTの非人道的なコスト（AZT's Inhuman Cost）」として、その不当性を糾弾した。

これに対し、9月16日付で、バローズ社の社長の反論が載った。「1984年にエイズウイルスが同定された直後からスクリーニングを開始し、当社の科学者が、AZTのエイズウイルスに対する活性を発見した。ブローダーらはそれを確認しただけで、リスクはみずから取ってきた」と主張するものだ。

これには、さすがにブローダーも満屋も憤り、米国立がん研究所とともに研究にかかわったデューク大学の研究者らと連名で、〝告発〟とも取れる手紙を同紙に送付。9月28日付で「エイズ治療薬開発の功績は政府の科学者に与えよ（Credit Government Scientists With Developing Anti-AIDS Drug）」という見出しとともに掲載された。

その手紙によれば、「1964年、政府の助成によってAZTを最初に合成したのは、ミシガンがん財団のジェローム・ホロウィッツ（Jerome Horwitz）である。AZTのレトロウイルスへの可能性を示唆したのはバローズ社でも、1974年にマウスの実験で確認したのは、ドイツのマックス・プランク研究所のウォルフラム・オスタータータ（Wolfram Ostertag）である。ヒトにおける臨床薬理の実験はすべて、米国立がん研究所とデューク大学で働くスタッフによってなされた。同社はエイズウイルスの実験に手を下そうとしないばかりか、エイズ患者の血液サンプルを受け取ることもなかった。２年間という記録的速さで臨床開発を終えることは、政府機関の科学者と技術なしには不可能だった」とつづられていた。ブローダーと満屋が起草、５人の署名の最初に満屋の名前があった。

こうした紙上の応酬があったものの、特許はすでにバローズ社の手中にあり、ｄｄＩやｄｄＣの開発を急いでいた満屋は、騒動からは一歩退いたところにいた。ところが、バローズ社の特許を無効にしてＡＺＴ製造に乗り出そうともくろむカナダの製薬会社、そして、米国の消費者運動団体からも訴状が提起された。さらに、政府にＡＺＴの製造・販売の許可を求める米国の製薬会社が現れ、バローズ社との間で訴訟合戦が繰り広げられた。米国立衛生研究所はあえて火中の栗を拾おうとせず、権利も主張しなかった。しかし、満屋は、当事者として法廷に出頭せざるを得ず、膨大な書面や資料の準備に時間を割かなくてはならなかった。

生き延びよ　時間を稼げ

満屋の試験では、ｄｄＩはＡＺＴと比較して、20～30倍の抗ＨＩＶ活性があるとみられていた。自分がかかわったＡＺＴの法外な価格に心を痛めた満屋は、対抗して、より効果の高い第２、第３の薬を安価で市場に送り出せば、患者の福音となると考えた。

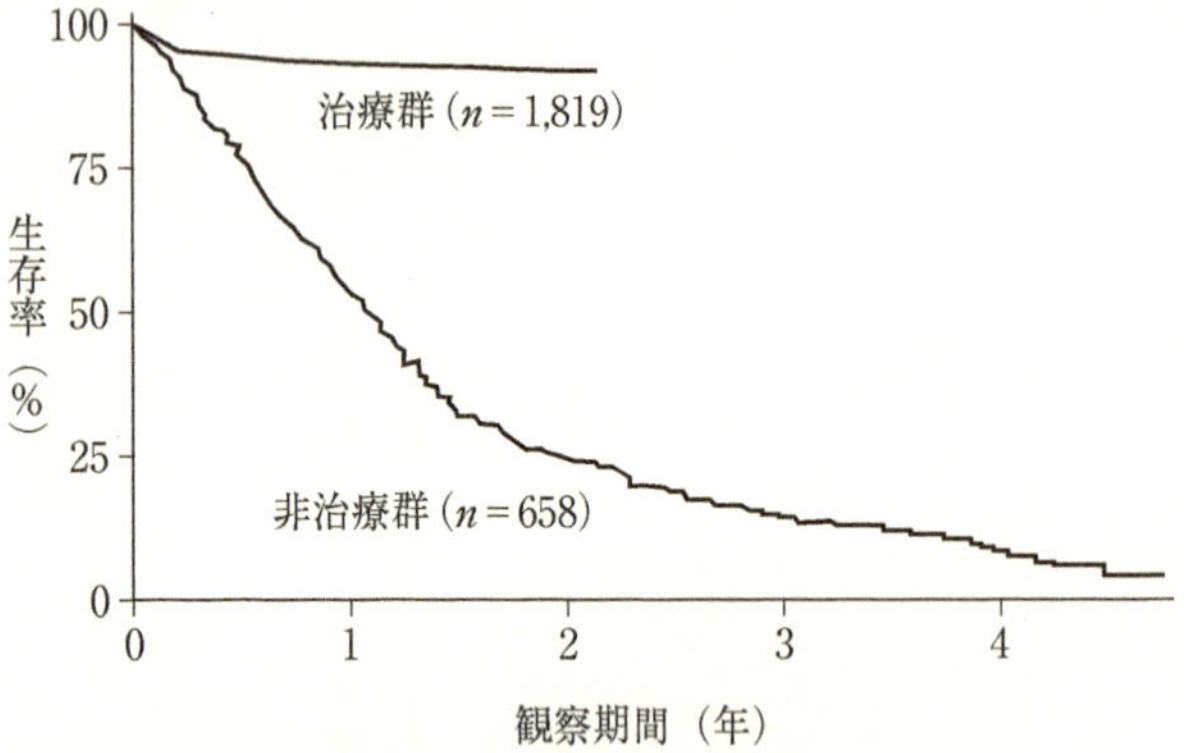

図3-2-2　HAART療法と非治療群の生存曲線の比較（出典：Munderl P et al. XVI International AIDS Conference Abstract THLB0208）

米国立衛生研究所がｄｄＩの特許を申請したうえで、パートナーとなる製薬会社選びも慎重に行われた。ブリストル・マイヤーズ（現・ブリストル・マイヤーズスクイブ）社と交わした契約には、〝適切な価格〟の条項が加えられた。１９８８年７月に第Ⅰ相、１９８９年10月には第Ⅱ相試験に進んだ。

ＡＺＴに関する訴訟合戦は、米国で連邦最高裁判所にまで持ち込まれたが、バローズ社の特許が覆されることはなかった。

満屋はそれを意に介さず、新薬の開発に力を注いだ。ｄｄＩ（ジダノシン）『ヴァイデックス』は１９９１年10月に米国で承認され（日本は１９９２年）、薬価は１人当たり年間１７４５ドルに設定された。続いて、ｄｄＣ（ザルシタビン）『ハイビッド』も翌１９９２年６月に米国で承認され（日本は１９９６年）、こちらはエフ・ホフマン・ラ・ロシュ社から発売された（副作用のため、２００７年で販売終了）。

ｄｄＩやｄｄＣは逆転写酵素阻害薬である。こうした逆転写酵素阻害薬を用いた化学療法の可能性が示されると、大手製薬会社が続々と参入して異なったｄｄＮ誘導体の開発が進められた。２０１３年現在は８種類の薬剤が使用可能になっている。

最初の３剤が、エイズの化学療法に道を切り開いたことは間違いないが、これらが完全な薬ではないことを満屋は誰よりもよく分かっていた。もっと良い薬が出るまで、「生き延びよ、時間を稼げ」の掛け声の下に、満屋は抗ＨＩＶ薬の開発を続けた。

異なる戦略も追求されていた。ＨＩＶ増殖には、必要なタンパク質を正しく切断する〝はさみ〟となる特殊なタンパク質分解酵素であるプロテアーゼが関与している。１９９５年末には、プロテアーゼに結合し、阻害することでＨＩＶ増殖を抑える作用を発揮する「プロテアーゼ阻害薬」（ＰＩ）という新しいタイプの薬剤が登場し、抗ＨＩＶ薬は大きな前進を遂げた。

やがてプロテアーゼ阻害薬を含む複数の抗ＨＩＶ薬を組み合わせて投与するＨＡＡＲＴ療法（Highly Active Anti-Retroviral Therapy）によって血中のＨＩＶ量を大幅に減少させ、ヘルパーＴ細胞の数を増加させることが可能になった（図３－２－２）。かつてＨＩＶ感染から５～10年でエイズを発症して死に至った状況は一変した。感染者の寿命は飛躍的に延び、もはやコントロール可能な慢性疾患と呼べるまでになった。

3－3　プリジスタ（ダルナビル）

――耐性変異ウイルスに強い抗エイズ薬

当初2年間の予定で海を渡り、ＨＩＶに出会った満屋は、米国立がん研究所に臨床がんプログラム内科療法部門レトロウイルス感染症部部長として在籍したまま、１９９７年からは母校・熊本大学血液内科の教授に就任した。

ｄｄＣ、ｄｄＩが承認されても、ＨＩＶとの闘いは、なお続いていた。特に問題となったのが、耐性変異株の出現である。「自分が薬を創ったことで、それに対する耐性株が発現した責任がある」との使命感も後押しし、満屋は、多剤耐性株に強い4剤目の抗ＨＩＶ薬の開発に取り組んだ。

総力戦でＨＩＶと闘い続ける

パデュー大学のアラン・ゴーシュ（Arun Ghosh）が合成に成功し、２００３年から満屋のチームとの間の共同研究で開発されたのが「ダルナビル」である（図３－３－１）。これは、第２世代のプロテアーゼ阻害薬といわれる。既存のプロテアーゼ阻害薬は、標的となるアミノ酸の側鎖と結合するが、ダルナビルは主鎖と強固に結合する。ＨＩＶのプロテアーゼの標的アミノ酸が変異を起こしても、ダルナビルは変化が起こりにくい主鎖を攻撃してＨＩＶの増殖を阻止するので、耐性株にも強い活性を発揮。耐性獲得を遅らせることもできる。

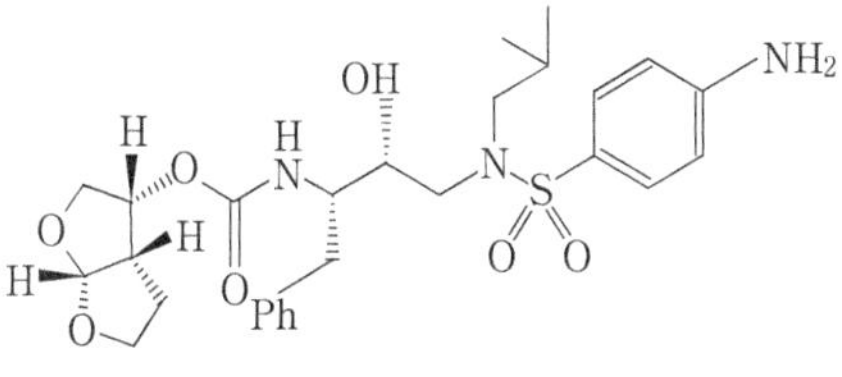
ダルナビル

図3-3-1　ダルナビル

　当初からそれを目指したデザインが試みられ、試験管内で多剤耐性ＨＩＶに対して強力な活性を発揮するビステトラヒドロフラニルウレタン（bis-THF）基が合成された。bis-THFは、イチョウ葉の成分であるギンコライドＢを構成するタンパク質の一つ（サブユニット）であり、ダルナビルはこれを側鎖に含んだプロテアーゼ阻害薬である。その強い抗ウイルス活性などの特性についての研究はすべて熊本大学で進められ、満屋は最初の論文を２００３年10月、日本から発表した。

　治験では、耐性が検出された患者の約70％に効果が見られ、ダルナビルは既存のプロテアーゼ阻害薬の３倍以上という高い効果を示した。１日１～２回の服用で済み、副作用も少なく、２００６年６月に米国食品医薬品局（ＦＤＡ）はわずか半年の審査で、同剤を承認し、ヤンセンファーマ社から『プリジスタ』として発売された。日本でも翌２００７年に承認・販売されており、２００９年にはＨＩＶ感染に対する第１選択薬の一つとなった。

現在のエイズ治療薬は、逆転写酵素阻害薬（核酸系・非核酸系）、プロテアーゼ阻害薬に加え、ＨＩＶ融合阻害薬、インテグラーゼ阻害薬、ＨＩＶ侵入阻害薬（ＣＣＲ５阻害薬）など、異なったメカニズムの薬が続々と登場している。２００７年には、25歳のＨＩＶ感染者の平均余命は38・９年と報告された（図３－３－２）。別の調査で、『ランセット』誌２００８年７月26日号には、２００３〜05年に多剤併用療法を受けた20歳の患者の平均余命は49・４年と報告されている。

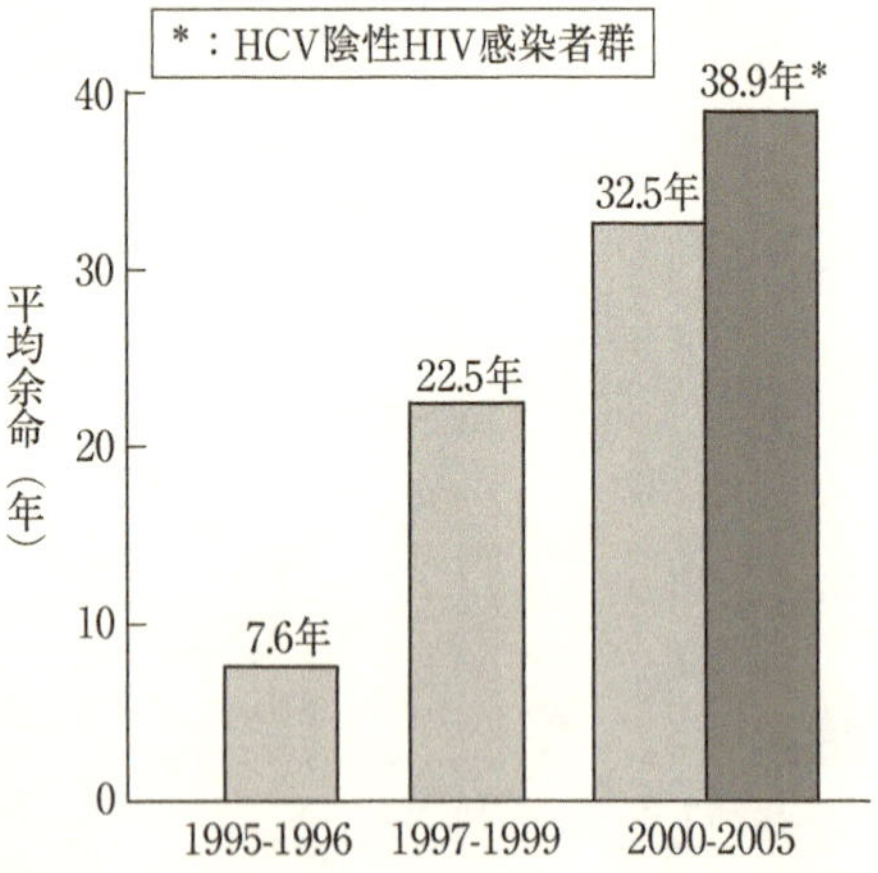

図3-3-2　25歳HIV感染者の平均余命（出典：Lohse N et. al. Survival of persons with and without HIV infection in Denmark, 1995-2005. Ann Intern Med, 146:87-95, 2007）

しかし、ダルナビルとて耐性株との〝いたちごっこ〟を免れることはできず、満屋の闘いが終わったわけではない。

新たな逆転写酵素阻害薬

２０１２年、満屋らのグループは、ヤマサ醤油などとの共同研究の結果、耐性株に対して高いＨＩＶ活性を示す新薬候補として、新たな核酸系逆転写酵素阻害薬、４′－エチニル－２－フルオロ－２′－デオキシアデノシン（ＥＦｄＡ）の開発に成功した（図３－３－３）。

ＡＺＴや、ｄｄＣ、ｄｄＩなどのｄｄＮ類が耐性を発現するのは、それらが生理的ヌクレオシドと違って、３′－ＯＨ（３′末端の水酸基）を持たないためだと考えられた。ＨＩＶはこれらを識別し、逆転写酵素の活性部位に取り込まない能力を獲得して、耐性が起きる。

この仮説に基づき、横浜薬科大学の大類洋らが分子設計して合成されたのがＥＦｄＡである。ＥＦｄＡでは耐性の発現がなく、マウスのみならず、ヒトに近い霊長類のサルに投与しても副作用がきわめて少なく、ＨＩＶ増殖を強力に阻止してヘルパーＴ細胞を感染から効果的に防御できる。血中半減期が長いため、１日１～２回の服薬で済むと期待されている。ライセンスを供与した米

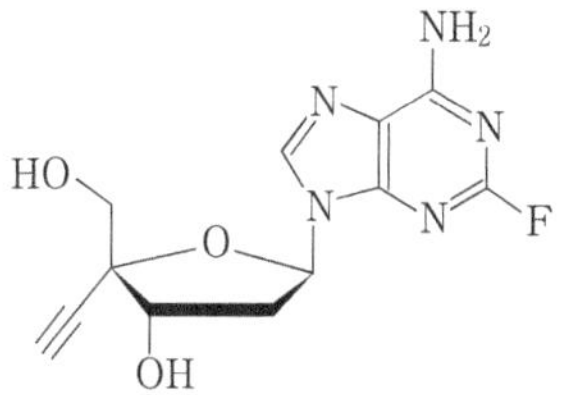

EFdA

図3-3-3　EFdA

出来事	意義
1981 AIDSの報告	
1983 HIVの発見	
1987 AZT（ジドブジン）承認	初の核酸系逆転写酵素阻害薬（NRTI）
1991 ddI（ジダノシン）承認	2つ目のNRTIの登場で併用療法が可能に
1995 HAARTの登場	"死の病"から"慢性疾患"へ
サキナビル承認	初のプロテアーゼ阻害薬（PI）
1996 ネビラピン承認	初の非核酸系逆転写酵素阻害薬（NNRTI）
1998 エファビレンツ承認	真に強力なNNRTIの登場 1日1回投与可能な初のキードラッグ
2000 ロピナビル／リトナビル承認	真に強力なPIの登場
2003 アタザナビル承認	1日1回投与可能な初のPI
enfuvirtide（T-20）承認	初の融合阻害薬（fusion inhibitor）
2004 テノホビル／エムトリシタビン合剤承認	1日1回1錠投与可能なNRTI合剤
アバカビル／ラミブジン合剤承認	"1日1回内服の時代"へ
2006 SMART Studyの結果報告	治療中断は不利益をもたらすことが明らかに
ダルナビル承認	既存のPIに対して耐性を有する変異株に有効な第2世代のPI
2007 マラビロク承認	初のCCR5阻害薬
ラルテグラビル承認	初のインテグラーゼ阻害薬（INI）
2008 エトラビリン承認	第2世代のNNRTI
2012 リルピビリン承認	耐性変異株に有効な第2世代のNNRTI
2013 スタリビルド承認	4剤の合剤で1日1回1錠投与可能

図3-3-4　HIV感染症治療の進歩におけるマイルストーン（出典：HIV感染症とAIDSの治療 1(2)、HIV感染症／AIDSの治療：AZTの時代から今日までの軌跡、満屋裕明ほかを改変）

国メルク社によって米国における治験の準備が進められている。満屋にとっては5つ目の抗HIV薬だ。

このように、エイズ治療薬の開発は着実な歩みを続けている（図3－3－4）。しかし、いまだにいかなる薬によってもウイルスを排除することはできないでいる。1983年のHIVの発見直後に米国保健社会福祉長官は、10年以内のワクチン開発を宣言した。しかし、30年経ってもそれは実現していない。

2013年になって、国際エイズワクチン推進構想（International AIDS Vaccine Initiative：IAVI）は、日本のベンチャー企業、ディナベック社などと共同開発した、世界で初めてのエイズワクチン候補物質の治験をウガンダで開始した。これには1953年に日本で発見された、「センダイウイルス」が無毒化され、〝運び屋〟（ベクター）として用いられている。

満屋は力をこめる。

「このウイルスは手強い。生物学の全面勝利はあり得ない。薬理学者、社会学者を含め、いくつも戦線があって少しずつ部分的な勝利を積み重ねていくほかはない」

毎月のように日米間を往来して研究を続ける満屋は、HIVとの闘いの前線で、今も策を巡らせている。

第4章

難病に光を

4-1 アリセプト（ドネペジル塩酸塩）
――アルツハイマー病の進行を遅らせる薬

1906年、ドイツの精神医学者、アロイス・アルツハイマー（Aloysius Alzheimer）は、記憶障害から痴呆を発症して4年後に亡くなった50代の女性について報告している。病理解剖してみると、脳が著しく萎縮し、脳神経細胞にアミロイドβタンパク質と呼ばれる異常なタンパク質が沈着する老人斑が過剰に生じていた。

後にアルツハイマー病と呼ばれることになったこの病気は、初老期以降に発病する認知症の一種で、認知・学習機能が低下して、なすすべもないまま進行する。現在に至るまで、その根本原因の解明は進まず、決定的な治療法は確立されていない。ただ、亡くなった患者の脳では、記憶にかかわる神経伝達物質であるアセチルコリンが異常に低下していることが明らかになっており、そこに注目して、病気の進行を遅らせる薬が開発されてきた。

エーザイの研究員だった杉本八郎らが合成して、製品化した『アリセプト』（ドネペジル塩酸塩）はその先駆けであり、副作用が少なく、世界の認知症患者の光明となり続けている。

最初の成功後に母が病に

太平洋戦争が始まり、「産めよ、増やせよ」が国策だった1942年、杉本八郎は、9人きょうだいの8人目として生を受けた。一家の暮らし向きは楽ではなく、母は懸命に家計を支えた。杉本も大学進学を諦め、就職に有利だろうという母の勧めで、自宅に近い東京都立化学工業高校に進んだが、化学も数学もあまり好きではなかった。求人欄にあった「エーザイ」という片仮名の社名が斬新に映り、まだ1000人足らずのこぢんまりした会社だったことにむしろ可能性を感じて、1961年に就職した。

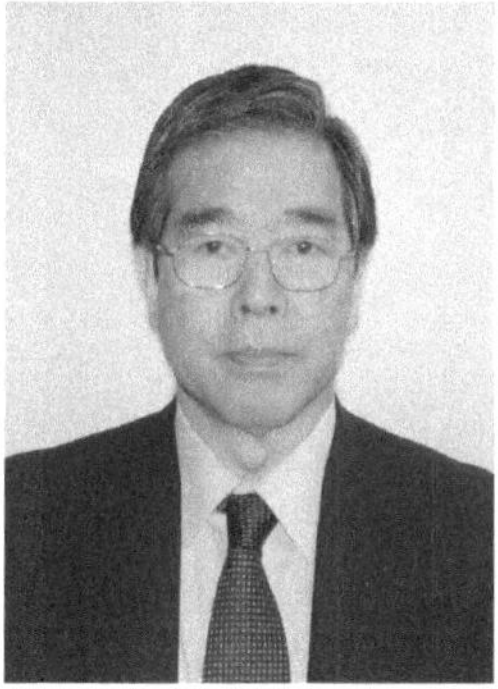

杉本八郎

仕事は大卒研究員の研究の補助業務だった。会社が奨励していたこともあり、東京・小石川の仕事場から最も近い中央大学理工学部の夜間部に通い卒業した。研究面ではなかなか独り立ちさせてもらえず、悔しさを組合活動や剣道で昇華させつつ、20代を過ごした。

最初のチャンスは20代後半に巡ってきた。十年選手として、開発の主担当を任されることになったのだ。杉本は当時、アミンの一種、ピペラジン誘導体の研究を手掛けていた。そこへ、世界トップの製薬会社であるファイザー社

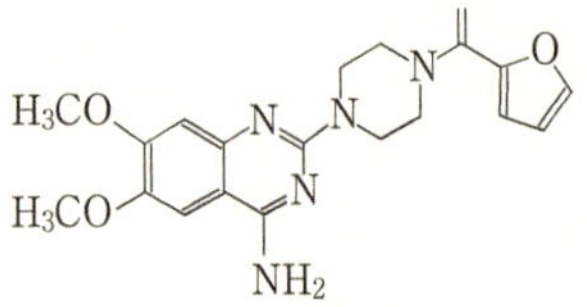

プラゾシン

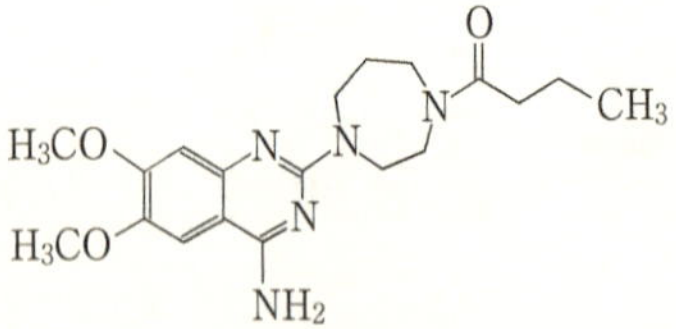

ブナゾシン

図4-1-1　α_1受容体遮断作用に基づく降圧薬（プラゾシンとブナゾシン）

が、ピペラジン誘導体の特許を出願したという情報がもたらされた。

　ピペラジン誘導体は、アドレナリンがその受容体の一つであるα_1受容体と結合するのを阻害して活性を妨げる作用を持つ化合物である。特許が出願されたのはそのうち「プラゾシン」という物質で、血管を拡張させられるので降圧薬として有望視されているという。杉本は、プラゾシンのピペラジン核を、メチレンを1つ増やしたホモピペラジン核に変えて、新たな物質、「ブナゾシン塩酸塩」を合成した（図4－1－1）。これが物質特許として認められ、1985年にα_1受容体拮抗薬、『デタントール』として発売された。フランス語のdétente（緊張緩和）に因んだ命名である。エーザイで初めて海外（ドイツ）でも発売された薬として社史に刻まれることになった。

　ブナゾシン塩酸塩に至るまでに合成した化合物はわずか24個、特許対策のための周辺化合物を合わせても60ほどしか合成していない。それらはピペラジン誘導体をリード化合物としたものであり、杉本は、「創薬には良いリード化合物との出会いが重要」という教訓を得た。
「研究者でやっていける」という確信が生まれたころ、悲劇が見舞う。母が脳梗塞で倒れた後に痴呆症状が出始め、見舞った杉本が息子であることも思い出せなくなった。

コリン仮説からアルツハイマー薬

２００４年に「痴呆症」から改称されるまで、「認知症」という言葉もなかった時代、杉本は、やるせない思いを創薬にぶつけ、母のためにも、脳卒中の後遺症で起こる脳血管性認知症の治療薬を目指すことにした。

杉本は、最初の勝利を呼び込んだピペラジン誘導体に賭けた。４年間にわたって埼玉医科大学の島津邦男らと共同研究を重ねた末、血管を拡張し、動物実験で脳の血流量を大幅に増加させる化合物を合成した。脳循環改善薬として勇んで治験に進んだものの、第Ｉ相試験で肝機能障害のマーカーであるＡＳＴ、ＡＬＴの値が高値を示し、それ以降の開発を断念せざるを得なかった。この新薬開発には８年で約８億円が投じられたが、それが幻に終わってしまったのである。

１９８２年、エーザイの研究所が茨城県の筑波研究学園都市に移転すると、１つの研究部が６つの研究室に改組された。誰もが、筑波研究所の第１号の薬を出したいと燃えていた。杉本は、脳神経領域を担当する研究二室の主任研究員として、アルツハイマー病の治療薬の研究に着手した。

　アルツハイマー病は神経が障害を受けて起こる病気（神経変性疾患）であり、認知症の中でも最も患者数が多い。しかし当時は、「ネズミを使った実験でヒトの脳の薬を開発できるわけがない」と考えられていた。また、認知症はまだ社会問題になっておらず、製薬会社はその治療薬の開発に関心が低かった。ただ、杉本にはそれが逆に有利だという思いもあった。

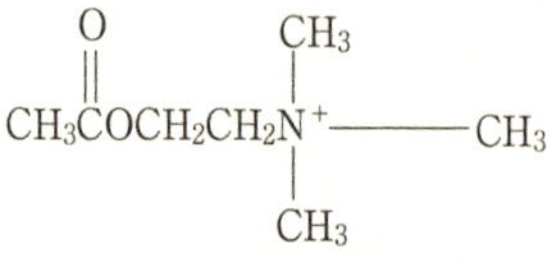

アセチルコリン

図4-1-2　アセチルコリン

　少し前の1970年代に入ったころから、脳の研究に基づき、「コリン仮説」が提唱されていた。アルツハイマー病患者の脳では、老人斑とともに、アセチルコリン（図4-1-2）の異常な低下が見られる。アセチルコリンは、神経細胞同士が情報をやりとりする際に用いられる神経伝達物質の一つで、もしこれを増加させることができれば、記憶力が改善する可能性がある、というものだ。

　神経の前部のシナプスに作用させてアセチルコリンの合成能を高める薬や、後部のシナプスのアセチルコリン受容体にアセチルコリンと類似した物質を結合させて神経伝達を促す薬を創るという方向性もあった。また、患者の脳内ではドーパミンやセロトニンなども減少していることが分かっていた。しかし、杉本らは、シナプスの間隙にあるアセチルコリンを分解する酵素、アセチルコリンエステラーゼを阻害する物質をターゲットに探索を始めた。すでに「フィゾスチグミン」や「タクリン」という阻害作用のある物質の存在が知られていて、アプローチしやすいのではないかとみられたからだ。

非可逆性コリンエステラーゼ阻害薬の多くが殺虫剤や農薬に用いられていることから、「ヒトの薬にはならない」という陰口も聞こえてきた。しかし、研究部長だった内藤晴夫（後・社長）は、若手の情熱ややる気を何より尊重し、コリン仮説も支持してくれた。

優れた薬効も生物学的利用率で挫折

リーダーの杉本を入れてもわずか3人のチームが編成された。フィゾスチグミンは不安定な化合物だったため、タクリンを出発点（リード化合物）として誘導体の合成を試み、50あまりの化合物をつくった。タクリンはもともと抗菌薬を目指して開発された中から見つかった物質で、できた化合物はいずれも強い毒性があって断念せざるを得なかった。

研究は続いた。杉本のグループは、ピペラジンやホモピペラジンを活性部分とした化合物を多数合成していた。その一つでコレステロール低下薬を目指していた化合物が、ラットでアセチルコリンエステラーゼ阻害作用を示すことが偶然見いだされた。

試験管内で阻害活性を測るには、IC_{50}という指標が用いられる。これは、阻害薬が標的とするタンパク質の作用の半分を阻害する際にどれだけの濃度を必要とするかを示すもので、数値が小さいほど阻害活性は高く、1000nM(ナノモル)以下であればリード化合物として適当と考えられた。

見つかった物質はIC_{50}が620nMと良好だったため、今度はこれをリード化合物にすることにした。そこから1年で100あまりの誘導体を合成し、IC_{50}が8・5nMという活性の高い化合物を得ることができたが、薬で健忘症にしたラットに投与して行動を調べる試験ではいっこうに効果が示されなかった。

実は、この際に用いたアセチルコリンエステラーゼの酵素源は電気ウナギだった。これを、よりヒトに近いラットの脳由来の酵素に変えてみると、IC_{50}が340nMと阻害活性が低下してしまった。シードとした化合物にいたっては、IC_{50}が1万2600nMというありさまである。ラットの脳由来の酵素を使用せずにリード化合物を選定したために、大きく回り道をすることになった。それ以降、酵素はラット由来にすべて切り換えられ、さらに700もの化合物を合成しなくてはならなかった。

〝エーザイ不夜城〟と揶揄される中、杉本は「9時前に帰るな」「土曜も出勤せよ」、そして「週に5体以上合成せよ」と、うとまれながらも若手に檄を飛ばした。午後9時過ぎに研究所を回ってくる内藤の差し入れは、カツサンドが定番だった。当時エーザイが提携していたサンド(現・

ノバルティス）社を追い越そうという気概がこもる。

研究を始めてから3年が経過しようというころ、リード化合物と比べて2万倍以上、試験管内でも当時世界最高の0・6nMというアセチルコリンエステラーゼ阻害活性を示す物質を探し当てた。

ところが1986年3月、体内動態の実験でイヌに投与すると、予期せぬことが起きた。生体内にはほとんど取り込まれず、大半が肝臓で分解されるか、吸収されないままで排泄されてしまっていたのだ。取り込まれる割合（生物学的利用率）はわずか2％で、これでは、薬効を高めるためにヒトに高濃度で投与した場合、吸収の良い患者では思わぬ副作用が出る恐れがある。部内の審議のわずか2週間前の出来事で、テーマ自体がお蔵入りになりかけたが、杉本は執念で再出発を願い出て、承認された。

薬理作用・物性・安全性に勝る新薬

壮絶な格闘が繰り返された。あの手この手で1000以上の化合物を合成した末、入社したての新人が合成したインダノン誘導体の中から見つかった「ドネペジル塩酸塩（以下、ドネペジル）」（図4-1-3）は、イヌで生物学的利用率60％以上を示した。構造の新規性も高く、アセチルコリンエステラーゼに対する高い選択性と阻害作用を示した。健忘症ラットの実験で強力な

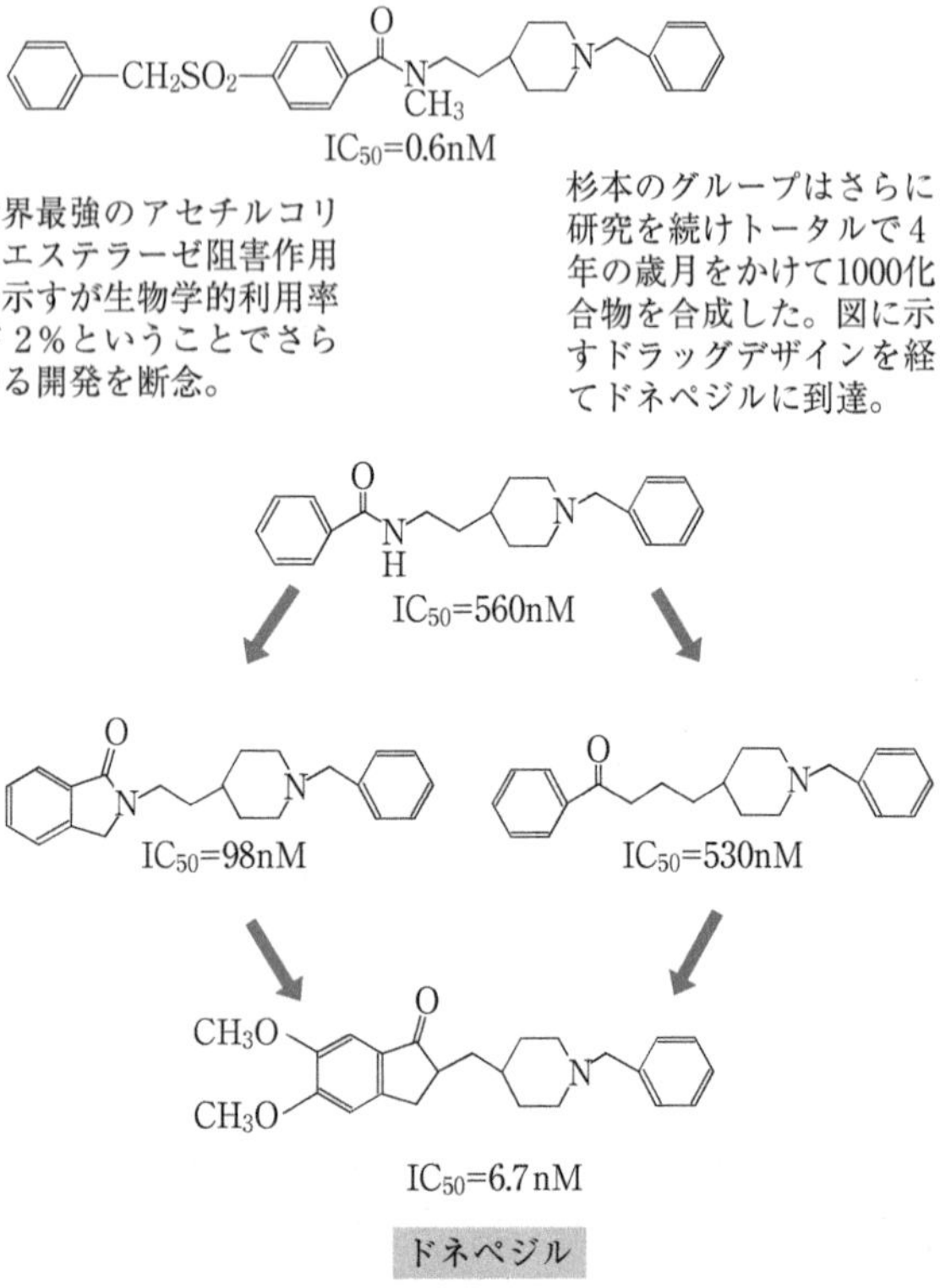
CH2SO2
O
N
CH3
N
IC50=0.6nM
世界最強のアセチルコリンエステラーゼ阻害作用を示すが生物学的利用率が 2%ということでさらなる開発を断念。
杉本のグループはさらに研究を続けトータルで4年の歳月をかけて1000化合物を合成した。図に示すドラッグデザインを経てドネペジルに到達。
O
N
H
N
IC50=560nM
O
N
N
IC50=98nM
O
N
IC50=530nM
O
CH3O
CH3O
N
IC50=6.7nM
ドネペジル

図4-1-3　ドネペジルへの展開

薬理作用を発揮し、脳内移行性も高かった。作用持続時間も長く、ヒトでも1日1回の服薬で済みそうだった。薬理作用、物性、安全性を揃えたドネペジルは、満を持して臨床開発に進められた。

治験は、１９８９年に日本で開始され、米国では１９９１年に始まったが、製造承認では逆転し、１９９６年11月にまず米国で承認された。当時の米国では、１９９３年に唯一のアルツハイマー病治療薬として「タクリン」が『Cognex』（日本では未承認）として発売されていたが、肝機能障害の副作用が大きく、新薬が待望されていた。１９９７年2月にドネペジルは『アリセプト（Aricept）』という名前で、まず米国で発売された。「Ari」はAlzheimer（アルツハイマー）、「cept」はreceptor（受容体）に由来する。

日本では１９９９年10月に初めてのアルツハイマー病薬として製造承認され、11月に発売された。真っ先に報告したかった母は、すでに他界していたが、母が与えてくれたテーマに応えたいという思いが、杉本の大仕事を後押しした。

博士号と喝采を得て再び研究に

アリセプトは臨床開発に入った段階で、杉本の手を離れていた。意気揚々とする杉本を待ち受けていたのは、人事部への異動命令だった。研究所を強化するための人材集めという重要なミッションではあったが、承服できなかった。荒れる杉本に、内藤から励ましの電話がかかり、しぶしぶながら異動を受け入れた。しかし、研究への未練は断ちがたく、ひそかに何社にも履歴書を送ったものの、40歳を過ぎて論文も一本もないということで、採用してくれる会社はなかった。

ところが、人事部在籍の間に全国の薬学部を巡って研究者と知り合いになったことが、後に大きなプラスになった。採用活動を通じて知り合った広島大学の木村榮一に勧められ、1996年に同大で薬学博士号を取得することができた。

開発中のアリセプトが順調な歩みを続けていることは、内藤を通じて刻々と耳に入ってきた。1997年2月、米国ジョージア州アトランタで、販売提携をしていたファイザー社と合同でアリセプトの新発売大会が開かれた。医薬情報担当者（MR）ら2500人が参加する中、杉本が壇上に立つと、会場は拍手喝采と大歓声、スタンディングオベーションが5分ほど続いた。

杉本は帰国後、内藤に再度、研究所復帰を申し出てかなえられ、副所長、所長を歴任した。1998年に薬学のノーベル賞ともいわれる英国ガリアン賞の特別賞を受賞。2003年に定年退職すると、京都大学大学院に開設されたエーザイの寄付講座の教授職に就いた。2004年には創薬ベンチャー、ファルマエイト社を立ち上げた。

ライフワークで根本治療薬を

アリセプト使用によって、「思い出せなかった人の名前を思い出した」「一人で外出できるようになった」という報告（図4－1－4）は多くあるものの、より緩やかではあるが脳内の細胞は徐々に死滅して、脳の萎縮から死に至ることは避けられない（図4－1－5）。

国内市場ではアリセプトは長らく唯一のアルツハイマー病治療薬であったが、2011年には相次ぎ3剤（1つは貼付剤）が新発売されて競争の時代に入った。しかし、うち2つはアリセプトと同じコリン仮説に基づくコリン作動薬であり、ゼロから治療薬の道を切り開いたアリセプトの功績は揺らぐものではない。3剤とも進行を遅らせるもので、対症療法にしかならないという点ではアリセプトと同等だ。

パイオニアである杉本は、ことあるごとに「根本治療薬はいつ出るのか」と尋ねられるという。そのため、杉本は残りの人生を賭けて根本治療薬の開発に打ち

▶アリセプト投与前

▶投与3ヵ月後

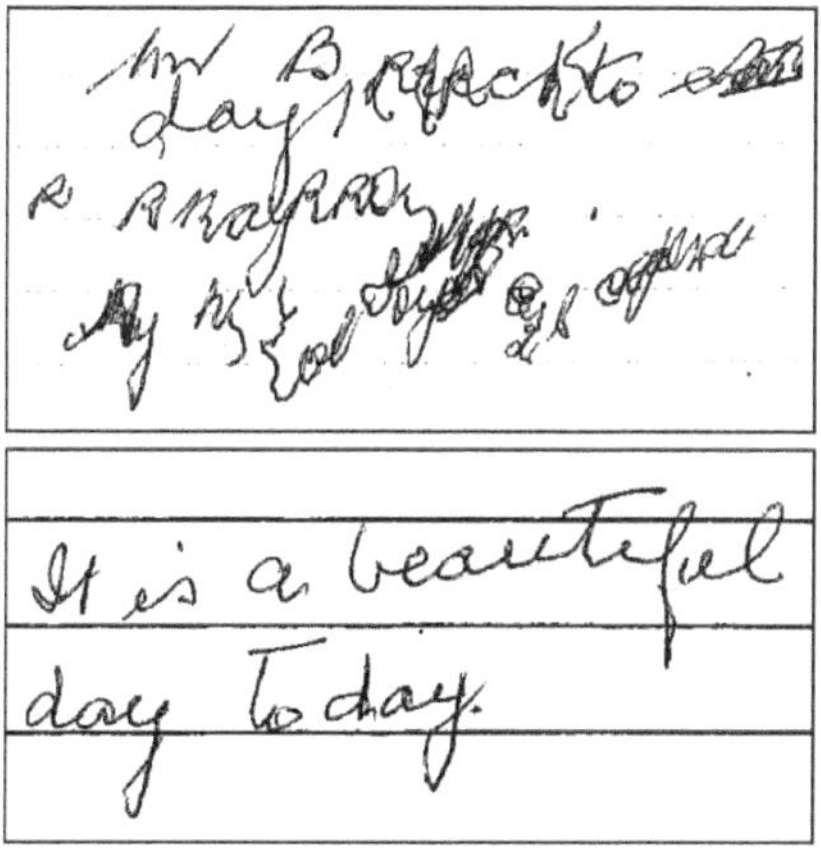

図4-1-4　英国の医師から寄せられたアリセプトの効果に関する症例報告。82歳女性に投与後3ヵ月で、認知機能改善に加え書字障害改善が認められた（出典：British Medical Journal 4 December, 1999）

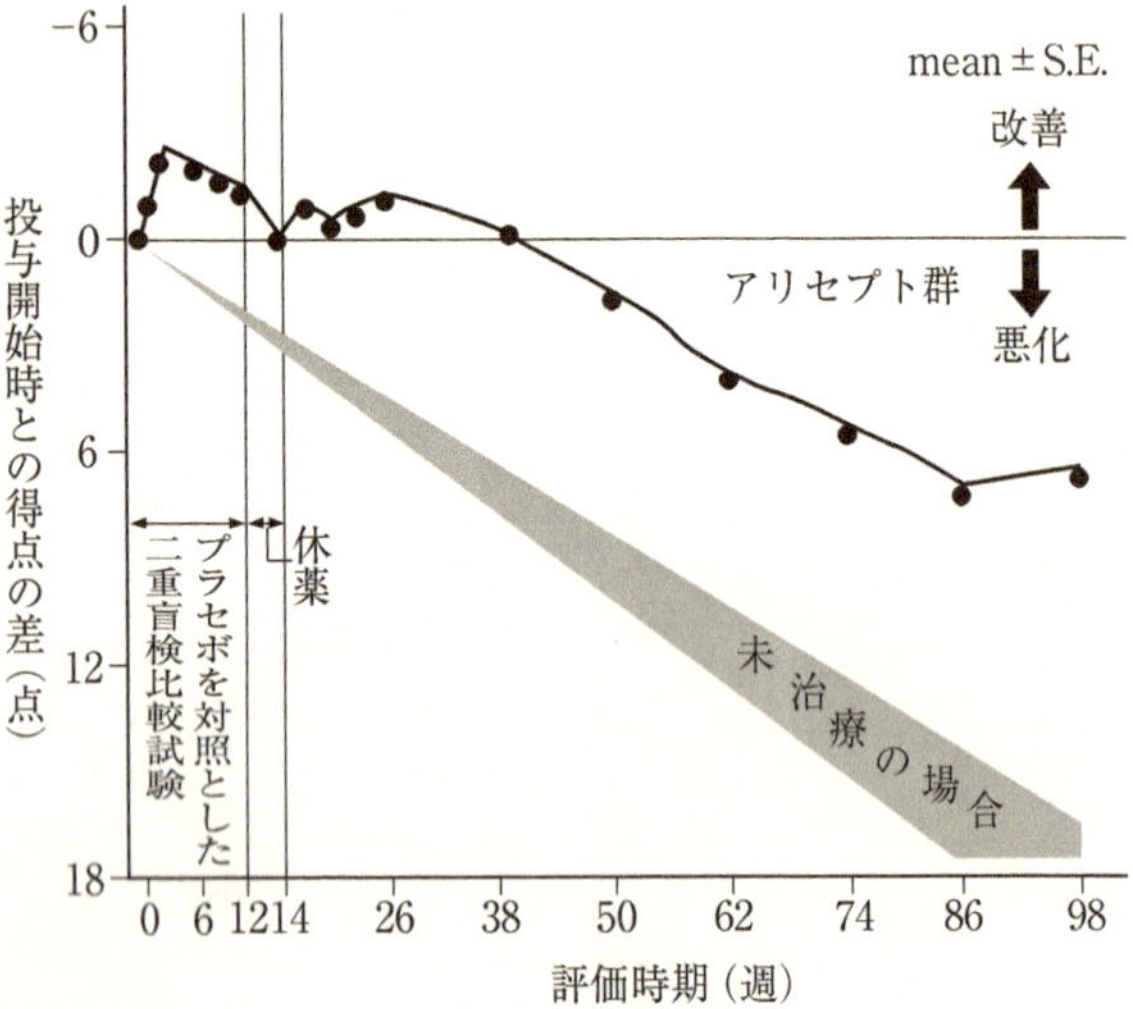

図4-1-5　アリセプトの治験。未治療群に比べて症状の悪化が緩和されているが、対症療法であるため効果には限界がある（出典：Eur. Neuropsyuchopharmacology, 8 67, 1998）

込んでいる。

アルツハイマー病の発症原因については、近年「アミロイド仮説」と呼ばれる考えが主流になりつつある。まず、脳内にアミロイドβタンパク質が蓄積し、その後タウタンパク質が過剰にリン酸化されて神経細胞内に沈着し、神経細胞が脱落することで生じているとするものだ。

アミロイドβとリン酸化タウタンパク質はともに、凝集プロセスの中で毒性を示す。杉本は、これらの凝集を抑制する物質を探索中、ある研究成果に注目した。インド人は、米国人に比べて格段にアルツハイマー病が少ないという疫学研究である。インドで常食されるカレーのスパイスであるウコンの成分（黄色色素）、クルクミンは、抗酸化物質であるポリフェノールの一種であり、抗アミロイド作用を持つ。こうして、杉本らは、天然物であるポリフェノール誘導体1000種の中から、アルツハイマー病治療薬の有力な候補物質を探し当てており、まず米国で臨床試験を予定している。

世界中でアミロイド仮説に基づいた創薬が進み、アミロイドβを標的とした低分子医薬や抗体医薬の開発も試みられているが、2012年までには、治験で効果が認められなかったとして、相次いで4社が開発を中止している。

アルツハイマー病は、人格崩壊を引き起こし、家族の負担、介護にかかわる社会の負担も大きい困難な病気である。発症には糖尿病などもリスクとしてかかわっていることが知られており、ある意味では〝生活習慣病〟の側面もあり、超高齢時代を迎えた日本では看過できない問題になっている。杉本は、「死ぬまでは尊厳を持って暮らせるようにするために根本治療薬は欠かせない」と、歩みを止めない。

2013年、エーザイでは、アリセプトの錠剤が飲みにくい患者に配慮して、水に溶かして服用するドライシロップ型を発売、貼付剤の治験も始めた。

さらに、ダウン症患者の日常生活能力の低下などの症状を抑制する効果についての治験（第Ⅱ相試験）が開始された。今回認められれば初のダウン症薬となる。

4-2 カンプト（イリノテカン塩酸塩）
――がん細胞が分裂増殖するのを抑える薬

日本人の2人に1人が一生の間にがんに罹り、3人に1人はがんで亡くなる時代。1981年以降、日本人の死因の第1位はがん（悪性新生物）であり、患者は右肩上がりに増加を続けている。

がんが早期に発見され、限られた範囲にとどまっていれば、手術で切除することで根治が見込め、放射線治療などが有効なこともある。がんが恐ろしいのは、進行すると、がん細胞が血液やリンパ液の流れにのって全身に転移してしまうことだ。手術で目に見えるがんを退治できたと思っても取り切れていないこともあるし、最初の発見時にすでに転移している人もいる。たとえば、大腸がん（直腸がん、結腸がん）のように、全体の5年生存率が約7割と高く、〝治りやすい〟がんであっても、再発・転移をする人は少なくない。

積極的な治療が難しい場合、かつては全身が衰えて数ヵ月ほどで亡くなることも多かった。しかし、1960年代から効果の高い抗がん剤が次々に登場して、年単位で命を永らえられる人も増えている。

　1993年、ヤクルト本社が発売したのが、強い毒性のある植物成分を応用した「イリノテカン塩酸塩」（以下、イリノテカン）。『カンプト』『トポテシン』という商品名の抗がん剤だ。1995年に欧州、1996年には米国でも発売され、特に再発・転移大腸がんの化学療法に併用する薬の一つとして、世界で評価を確立していった。

発酵屋が抗がん剤を志す

　中国南部を原産とするヌマミズキ科の落葉樹に、喜樹（キジュ）（または旱蓮木（カンレンボク）、学名*Camptotheca acuminata*）という木がある。民間薬や薬草などの天然物から抗がん剤の候補物質を系統的に探索していた米国立がん研究所（NCI）は、1966年、喜樹の根や果実に含まれているアルカロイド（主に植物から採れる塩基性の窒素化合物）である「カンプトテシン」（CPT）を抽出・単離した。そして、マウスの白血病細胞を使った試験で腫瘍細胞の増殖を抑制する効果（抗腫瘍活性）の高いことが認められて、注目を集めることになった。

　米国立がん研究所をはじめ、日本でも塩野義製薬や協和発酵などが、こぞってカンプトテシンからの創薬を目指した。予備的な臨床試験ではヒトに対しても高い抗腫瘍活性が確認されており、米国立がん研究所では治験の第Ⅱ相にまで進めていたが、2つの大きな壁に阻まれて、結局断念するに至っている。

一つめの壁は、出血性膀胱炎や、白血球減少などの強い骨髄抑制という大きな副作用。もう一つの壁が、米国そして日本も、中国との間に国交がない時代にあって、原料となる植物を安定的に手に入れることが難しいという問題だった。

この創薬に名乗りを挙げたのが、ヤクルト本社である。ヤクルトといえば乳酸菌飲料で名が知られているが、予防医学にも取り組んでいて、治療分野へも手を広げ始めていた。1975年には、乳酸菌の一種であるカゼイ菌を整腸剤『ビオラクチス』として発売、医薬品事業に参入した。とはいえ、もともと〝発酵屋〟で、化学物質合成の実績はほとんどない。当時は、がんに対する免疫療法薬が売り上げを伸ばしている時代で、同社では乳酸菌を用い、免疫力を賦活してがんを退治する薬ができないかと模索している中であった。

カンプトテシンの欠点を軽減すれば製品になるかもしれないと、米国立がん研究所が正式に見切りをつけたのを受け、ヤクルトが開発の決定を下したのは1978年のことである。

活性を維持しながら毒性を弱める

抗がん剤は、効果と副作用の微妙なバランスの上で成り立っている薬であり、用量が多くなれば副作用の危険性が増大する。活性を高めながら、毒性は弱める。この難題に解決を与えたの

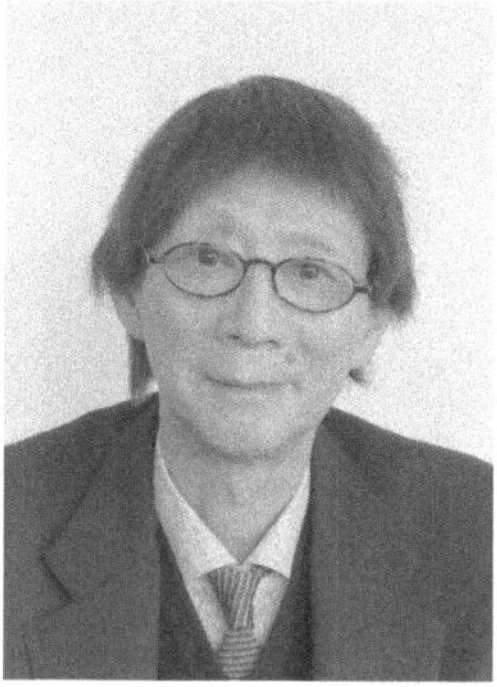
澤田誠吾

が、昭和大学の研究者から転じて、ヤクルトに1978年に入社した澤田誠吾だ。カンプトテシンは、イライアス・コーリー（Elias J. Corey）（1990年にノーベル化学賞受賞）など、第一級の化学者たちが全合成を試みていたこともあり、その世界では名の通った物質だった。なぜ効くのかという作用機序は〃ブラックボックス〃であったが、澤田はやりがいを感じた。

カンプトテシンを単離・精製する会社から原末を入手したが、30万円で手に入ったのは月にわずか1gだった。そこからたいせつに毎日50㎎ずつを使って、誘導体の合成を試みた。孤軍奮闘が1年続いたが、何も生み出せなかった。途中から有機合成の専門家である野方健一郎が加わり、3年目、エチル基と水酸基を加えた化合物が、試験管内でマウスの細胞に対して高い抗腫瘍活性を示した。効果と副作用の指標となる治療係数（有効量に対する副作用発現量の比）も優れていた。合成を始めてから38番目の化合物で、澤田と野方の頭文字を取って、「SN-38」と名付けられた。

カンプトテシンは、生体内で代謝されて初めて効き始める薬（プロドラッグ）である。そのため、その誘導体であるSN-38を抗がん剤として用いるには、可溶性を高めて注射剤にしなくてはならなかった。そこでSN-38を活性本体（有効成分）として、さらに誘導体の開発が進めら

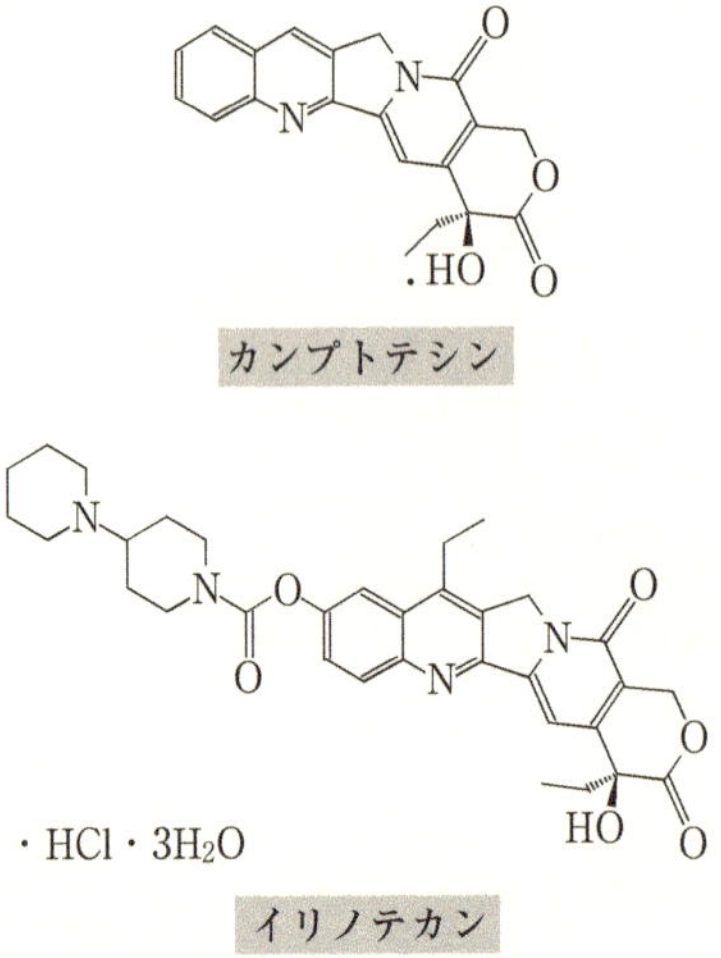

図4-2-1　カンプトテシンとイリノテカン

れ、側鎖にジアミン類を導入することで「イリノテカン塩酸塩（以下、イリノテカン）」（CPT－11）ができたのは1983年のことだった（図4－2－1）。

イリノテカンは、活性を維持しながら水に溶けて弱酸性を示す理想的な化合物であった。体内に入ると、肝臓、小腸粘膜において分解されて活性化され、SN－38となって全身に運ばれて、抗腫瘍活性を示す。ラットで体内動態を見ると、組織への移行性が高く、肺などに高濃度に分布した後、グルクロン酸転移酵素（UGT）によって解毒され、速やかに排泄されるという特性を持っていた。

ブラックボックスであったカンプトテシンの作用機序については、1985年になって、ヨウフェイ・シャン（Yaw-Huei Hsiang）らにより明らかにされた。カンプトテシンは、DNA複製に関与するI型トポイソメラーゼという酵素を阻害し、細胞分裂中のDNAの二本鎖のうち一本鎖のみを切断した後、それが再結合するのを妨げる。従来の抗がん剤とはまったく異なる作用機序で、がん細胞の増殖が抑えられていた。

有効成分を含む類似植物を栽培

もう一つの課題が、原材料の確保だった。カンプトテシンの全合成には10以上の複雑な工程が必要で、名だたる先達が失敗していた。また、天然由来という持ち味を出すためにも、全合成するという発想はなかった。そこで、化学的に同じ成分を含み、より入手しやすい植物を求めて、ヤクルトに〝探検隊〟が組織された。

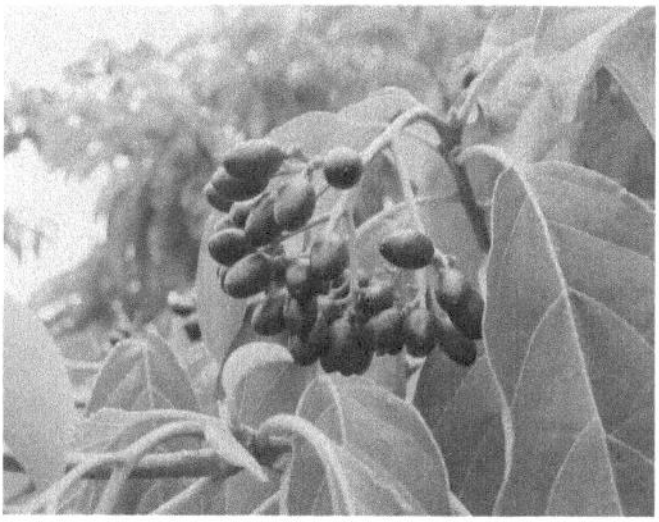

写真4-2-1　イリノテカンの原料となるクサミズキ（ヤクルト本社提供）

1972年の学術誌には、インド原産クサミズキ（学名*Nothapodytes foetida*、写真4-2-1）の葉や木質部分にカンプトテシンが含まれていると報告されていたが、その植物が沖縄・八重山諸島や台湾に自生することがわかった。しかも、その含有量は喜樹の10倍もあるとのことだった。朗報だったが、野生植物に頼っていては薬品としての工業化はおぼつかないため、栽培の必要があった。学名にある「foetida」とは「臭い」という意味で、クサミズキの花は開花時に南国の果物のように強烈な臭気を放つ。そのため栽培

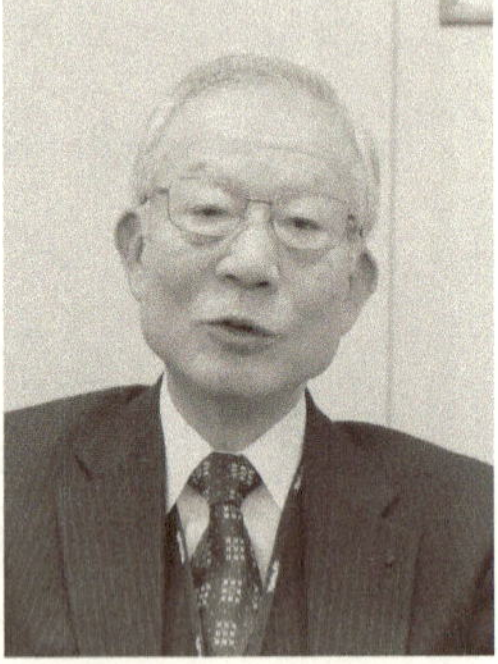

寺田清

には消極的な農家が多い中、石垣島民の協力を得て栽培してもらうことが決まった。試行錯誤があったが、栽培を軌道に乗せることができた。

木材のチップからカンプトテシンを抽出する工程も、実際にはそう難しいものではなかった。しかし、溶媒は何か、温度条件はどうかといった基本的なことについても、すべて手探りで突き止めていかなくてはならなかった。ほかの製薬会社であれば、旗色が悪くなれば他の候補物質に乗り換えるところだが、製薬会社としては小規模だったヤクルトにはそうした選択肢はない。「必ず薬にする」という信念だけが、研究者たちを支えた。

薬効試験では、腫瘍を植え付けた6匹のラットにイリノテカンを注射すると、腫瘍は跡形もなく姿を消すという著明な効果を示した。このとき、イリノテカン開発の監督役を務めていたのが寺田清である。１９８２年にヤクルトに中途入社以来、一貫して医薬品開発にかかわってきた。ラットの腫瘍が消えたのを見て、寺田は興奮気味に、後に治験の責任者となった大阪大学の田口鐵男に結果を報告したところ、「ネズミの薬を創るつもりか」と諭される。ヒトでの安全性・有効性を見るために、まだ長い道のりが待ち受けていた。

抗原性や不純物混入などを克服

開発は、第一製薬（現・第一三共）との共同で行われることになった。第一製薬にも抗がん剤開発の経験はなかったが、スピードは倍加され、リスクが半減すると期待された。

そこから先も危機にはたびたび遭遇した。まず、ヒトに対してアレルギーを起こしかねない抗原性が判明した。通常の薬剤であればその時点での開発中止は当然だ。しかし、寺田が田口に相談すると、「抗がん剤の場合、副作用よりも何よりも、まずは効くことが大事。効きさえすればかなりのことは対処できる」という言葉を得た。事前にアレルギー反応検査（プリックテスト）を行うことを条件に前へ進めることになったものの、それに1年が費やされた。精製技術に不備があって、不純物が混入していたこともあった。その対応も1年がかりだった。

帝京大学の古江尚が開発の顧問を務め、治験が開始された。抗がん剤の場合、ヒトでの安全性を見る第Ⅰ相試験も患者に投与して行うが、この段階から、腫瘍の増殖抑制の効果が認められた。続く前期の第Ⅱ相試験では、どんながんに奏功するかの当たりをつける。高い効果が示唆されたがん種について、後期の第Ⅱ相試験に進むのである。

抗がん剤は、〝毒をもって毒を制する薬〟の代表でもある。毒性は軽減されたとはいえ、正常細胞もダメージを受ける。治験中には、骨髄抑制あるいは下痢によるとみられる治療関連死も起きた。また、すべての投与者1245人のうち55人(4・4%)が、副作用との因果関係を否定できずに亡くなっている。市販後の副作用死は1500人中9人(0・6%)とかなり減少していることから、治験中は使用法への試行錯誤があったとされる。

1991年3月に、非小細胞肺がん、小細胞肺がん、子宮頸がん、卵巣がんの4つの適応について、進行・再発がんに対する製造承認のための申請が行われ、1994年3月に、対象者や医師を限定するなどの条件の下に承認された。イリノテカンは、『カンプト』(ヤクルト)、『トポテシン』(第一製薬)として発売された。

次いで、1995年には、胃がん、大腸がん、乳がん、有棘細胞がん、悪性リンパ腫の適応が追加された。原物質の発見から数えれば、30年近い年月が流れていた。大腸がんに有効な抗がん剤としては、1956年に『5-FU』(フルオロウラシル)が発売されて以来、じつに40年を経て登場した新薬であり、それも日本人の手になる薬を最初に日本人に使うことができて、開発者らの喜びはひとしおだった。

しかし、日本での普及には時間がかかった。1993年、5-FUと帯状疱疹の治療薬ソリブジンの併用によって多くの死亡者が出た〝ソリブジン薬害事件〟が大きな問題となっていたからである。イリノテカンの副作用も大きくメディアに取り上げられたことが、普及の壁になった。

	日本	フランス	米国
患者数（人）	88	213	304
奏効率（%）	24	15	13
副作用			
白血球減少（≧Grade3, %）	16	38	28
下痢（≧Grade3, %）	13	37	31
副作用死（%）	4.4	4.9	1.6
承認された適応症	手術不能または再発大腸がん	5-FUに耐性になった転移もしくは再発大腸がん	5-FUに耐性になった転移もしくは再発大腸がん

図4-2-2　承認の根拠になったデータ（大腸がん）（出典：癌と化学療法 27(8): 欧米における抗がん剤の臨床開発—CPT-11の経験から—、寺田清）

欧米からの外圧　次期抗がん剤に道

海外にも展開されたが、当時の治験は、自国外のデータを代用して用いることができなかったため、フランス、次いで米国でも第Ⅰ相から治験をやり直した。結果的に人種差はなく（図4-2-2）、フランスでは1994年12月の申請で1995年5月に製造承認、米国も申請から承認まではわずか半年程度だった。特に進行大腸がんについては海外で標準治療薬となったことから、外圧もあって、日本でも徐々に受け入れられるようになってきた。

ヤクルトでは、この実績を足掛かりに、名古屋市立大学にいた喜谷喜徳らが合成しスイスで開発された『エルプラット』（オキサリプラチン）の国内の臨床開発を進め、２００５年に進行・再発大腸がんの薬として発売。２００９年に、大腸がんの術後補助化学療法の効能追加も得ている。

進行大腸がんの生存期間は、何も治療しなかった場合は半年足らず、５－ＦＵが登場して１年に延び、この状態が40年続いた。１９９０年代半ばのカンプト導入で、さらに半年延びた。かつて、進行大腸がんは治療が困難で化学治療が効かないがんの代名詞とされたが、カンプトとエルプラットの併用で22ヵ月に、近年の分子標的治療薬によれば28ヵ月まで延ばすことができる。

カンプト使用によって下痢や白血球減少が高頻度で起こるのは避けられないが、制吐薬や補助薬の併用など、副作用を予防・治療する支持療法の進歩によって、患者の負担は軽減されている。重い副作用が出るのは、解毒作用を持つグルクロン酸転移酵素の活性が低下している、あるいはもともと低い患者であることも解明されてきている。このため、副作用のリスクを予測して使用の可否を決めるための遺伝子検査薬が、２００８年に日本でも保険適応になっている。

ヤクルトの澤田、野方、寺田、横倉輝男は、昭和大学の宮坂貞とともに、２０１１年の日本癌学会ＪＣＡ－ＣＨＡＡＯ賞を受賞した。イリノテカンは、がん化学療法のさまざまな多剤併用療法の処方組み立てに欠くべからざる薬剤となった。

第5章

生活習慣病に克つ

5-1 フェブリク（フェブキソスタット）

——痛風・高尿酸血症の薬

食生活の欧米化による動物性タンパク質の過剰摂取などによって、日本で増加している病気の一つが、痛風・高尿酸血症で、患者数は約1600万人とも推計されている。

血液中の尿酸の量が一定量を超えてしまうのが高尿酸血症で、血液に溶け切れない尿酸が結晶となって関節に蓄積され、関節炎を起こし、赤くはれて急激な痛みの発作が現れることもある。関節炎が初めて起こるところは、足の親指の付け根の関節が約7割と圧倒的に多く、一説には風が吹いても痛いことから、痛風と呼ばれる。高尿酸血症がメタボリックシンドロームに合併すると動脈硬化をより加速させる。単独でも心臓や血管など循環器の病気のリスクとなることが報告されている。また、尿酸の結晶が腎臓内にたまると、尿酸結石をつくったり、腎臓障害で透析に陥るリスクも高めることになる。

痛風・高尿酸血症には、長い間、世界的にも治療薬が少なかった。従来ある薬は有効性が認められる一方で、副作用などで使いにくい面があるうえ、健康保険の適応となる病状が限られていた。

そこへ登場したのが、帝人（現・帝人ファーマ）の近藤史郎らが合成に成功し、２０１１年に発売された『フェブリク』（フェブキソスタット）である。40年ぶりとなる新しい尿酸生成抑制薬で、久々の日本発の超大型新薬との呼び声も高い。

評価系がなかった糖尿病薬

東京工業大学大学院で有機合成化学を学んだ近藤史郎は１９８０年、帝人に入社した。化学繊維メーカーとして名を遂げた帝人が、繊維不況の波にもまれて多角化を模索していたころで、近藤は生物医学総合研究所に配属された。仕事は新薬の候補物質を探索することで、手始めに抗潰瘍薬を手掛けることになった。２人きりのチームだったが、候補物質の発見と大量合成にメドをつけることができ、順調な滑り出しであった。

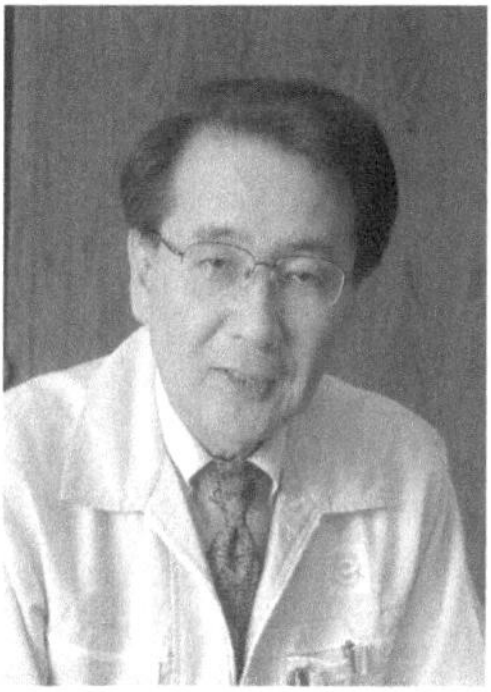

近藤史郎

まだ入社3年目にもかかわらず、次に近藤は、一人で糖尿病の薬に取り組むことになった。当時の糖尿病治療は、１９５５年に発売された、「ＳＵ剤」（スルホニル尿素剤）が中心となっていたが、これは血糖値を下げるホルモンであるインスリン分泌を促進する薬であった。さらに武田薬品工業が、インスリン抵抗性（インスリンが効きにくい状態）を改善する物質として「シグリタゾン」を発見していた。その新しい治療概念には世界中が注目しており、類似体（成分が異なるが構造が類似した化合物）をこぞって探し始めていた。近藤がテーマを掲げると、社内からも熱い期待が寄せられた。

最初にデザインした化合物は、試験管内で細胞を使った評価で活性が認められたが、その後はさんざんだった。作用機序が打ち出されていてもコンセプトが先行しているばかりで、実際に物質を合成してみると、標的とするタンパク質が定まらず、きちんとした評価系をつくれなかった。

後半の2年間はいくら化合物をつくっても何も結果が出ず、強い挫折感に打ちのめされた。武田薬品のシグリタゾンも、後の臨床試験で薬効が不十分であることが判明して、再考を余儀なくされていた。

「しっかりしたリード化合物があり、最初の試験管レベルの評価、次の動物試験、さらにヒトの臨床試験で、それぞれ治療コンセプトを再現できる評価系のシステムがあることが重要」。教訓だけが残った。

安定した既存薬をリード化合物に

さまざまなジャンルを掘り下げた末、１９８８年、近藤が次に選んだテーマが、痛風・高尿酸血症の治療薬だった。降圧薬、抗潰瘍薬、コレステロール低下薬など、大手製薬メーカーがしのぎを削っている薬を避け、あえて中規模な市場を狙った。加えて、その市場内で占有率が高い治療薬に着目した。効果がそれを上回るものが見つかれば、市場占有率を一気に逆転できる可能性があったからだ。

痛風・高尿酸血症の治療薬には、尿酸の合成を抑える薬（尿酸生成抑制薬）と、腎臓での再吸収を抑える薬（尿酸排泄促進薬）がある。このうち、長らく市場の４分の３あまりを占有していたのが、尿酸生成抑制薬『ザイロリック』（アロプリノール）である。アロプリノールは、尿酸ができる最終段階で働く「キサンチン酸化還元酵素」（ＸＯＲ）を阻害する薬として、長い実績があった。

アロプリノールの歴史は１９５０年代にさかのぼる。１９５６年、バローズ・ウェルカム（現・グラクソ・スミスクライン）社の薬理学者、ガートルード・エリオン（Gertrude B. Elion）とジョージ・ヒッチングス（George H. Hitchings）が、新規の尿酸の類似体を発見した。当初、抗がん剤としての開発が試みられたが、あまり効果がなかった。一方、尿酸値を低下させる作用があり、１９６３年になって、ＸＯＲ阻害活性のあることが発見された。

食物に含まれるプリン体は、生体内で核酸となってＤＮＡの原料やＡＴＰといったエネルギーのもとに転換され、用済みになると尿酸に代謝される。これを触媒するＸＯＲを阻害すれば、尿酸が生成されにくくなるとみられ、尿酸生成抑制薬として開発されることになった。アロプリノールはプリン塩基を基本骨格としており、体内でプリン体と競合してＸＯＲと結合することによって尿酸の産生を抑制し、血中の尿酸濃度を低下させられる。

エリオンらは１９８８年、最初のH_2ブロッカー（１３１ページ参照）を合成したジェームス・ブラック（James W. Black）とともにノーベル生理学・医学賞を受賞した。対象となったのは「基本的な生化学的、生理学的プロセスの理解に基づいた合理的な方法」である。アロプリノールは、いわゆるドラッグデザイン（分子設計）の手法で初めて創られた薬の一つとして、創薬の歴史に名を刻んでいる。

試験管内でＸＯＲの関与を評価する系はすでにあり、動物試験でも評価可能で、ヒトにおいても明確な臨床基準があった。近藤は、アロプリノールをリード化合物としてこれを修飾して、その周辺を掘り下げようともくろんだ。一般によく行われる手法で、既存薬を新薬と比較対照する薬としても使えることは有利でもある。だが、研究テーマとしては、新たなメカニズムで新しい治療体系をつくろうという企てに比べると革新性で見劣りした。

実際、1970年代からアロプリノールを追い越すことを目指した研究や特許は数多く存在し、1988年ごろは試験管レベルでアロプリノールより強い尿酸生成抑制作用を持つ化合物が50以上あった。なかには50～100倍高い活性を持つ物もいくつもあったが、いずれも薬として開発されるには至っていなかった。

このため、社内の見方も冷ややかだった。高尿酸血症とその急性発作である痛風の知名度はまだ低く、治療薬の売り上げは国内の全市場合わせても降圧薬1剤の売り上げにも及ばなかった。しかし、近藤は、中規模市場ながら既存薬の周辺を探る堅実路線で歩みを進めることにした。

プリン塩基を外して新たな骨格を

アロプリノールは、一般に安全性が高いとはいうものの、重い肝障害の副作用が知られていた。もともと肝臓や腎臓に障害を持つ患者では副作用が出やすく、慎重な投与が必須だ。その原因は、プリン塩基の骨格が原因とみられていた。

近藤らも誘導体をつくっては評価系にかけてみた。試験管内でアロプリノールの10～20倍の活性を示す物質はいくつも見つかったが、動物での尿酸低下作用は見られなかった。薬物動態（薬物と生体の相互作用）が関与している可能性もあったが、もっと根本的な問題があると考えざるを得なかった。行き詰まった近藤は、基本に立ち戻る必要性を感じ、酵素の専門家である横浜市立大学の西野武士に教えを乞うことにした。

西野によると、アロプリノールの阻害機構は複雑で、試験管内で測った阻害作用はさほど高くないが、体内ではその主代謝物であるオキシプリノールがXORと高い結合作用を発揮しており、強い阻害作用を示しているということだった。

エリオンらが開発した当初、アロプリノールは、酸化還元反応を受けない単なる拮抗阻害薬と考えられていた。1970年代に入って研究が進むと、アロプリノールは代謝されて、XORによって水酸化されてオキシプリノールになることが解明された。これが、XORの活性部位である還元状態のモリブデンと強い共有結合をすることで、XORを不活化する。還元型モリブデンは再び酸化されて結合が失われるが、その半減期は約5時間(25℃)であり、1日複数回の服用が必要なのも、このためであった。

アロプリノールは見かけ以上の底力を秘めた薬で、これまでの候補物質がすべて脱落したのは、拮抗阻害の強さだけを評価していたからだったのだ。それだけではなく、XORとの結合を強めた化合物を目指さなければならない。こうして、活性が1000倍高ければ薬になるだろうと、高みを目指した探索研究が、2年間と期限を定めてスタートした。効果を高めれば、副作用も高まる恐れがあるので、プリン塩基を外し、まったく新しい骨格にしなくてはならなかった。

近藤らは1年がかりで、非プリン型の共通構造となる母核をつくり上げると、アロプリノールと同等の活性が得られる物質はすぐにできた。

　それを一気に１０００倍まで上げるに当たって、〝合成屋〟の本領を発揮した。置換基を変えたり、官能基である塩素や酸素の位置を変えたりすることで、活性は大きく向上する。「１００倍違うことはこの世界ではあり得る。たぶんできるだろう」という楽観どおり、半年あまりで50近くの化合物を合成、その中には試験管内で１０００倍の活性を示す物質も５つほどあり、「高い活性」という最初の難題はクリアした。

　次の課題は薬理作用だ。試験管内でいくら活性が高くても、生体内では効果の現れない薬はごまんとある。そのとおりで、試験管内活性が１０００倍を超えた物質をマウスに10倍量投与しても、尿酸低下作用はアロプリノールの10分の１にも及ばなかった。

　振り返ると、吸収が悪い、体内ですぐ分解してしまう……いろいろと構造上のアラが見えてきた。再度、合成を試みては評価することを繰り返し、トータルで２００〜２５０もの物質の確認に１年近くが費やされた。１ヵ月かけて合成した化合物もわずか１日の動物試験で突き返され、苦難の日々が続いた。

　出せる手はほぼ出し尽くし、当初２年と決めた探索期間も終盤に差し掛かっていた。追い込まれた末の〝最後の仮説〟が、電気的にプラスとマイナスの置換基を同時に組み込むという大胆な考えだ。母核の構造から、この位置（ベンゼン環のＣＮの根元部分）にプラスがあり、ここ（同

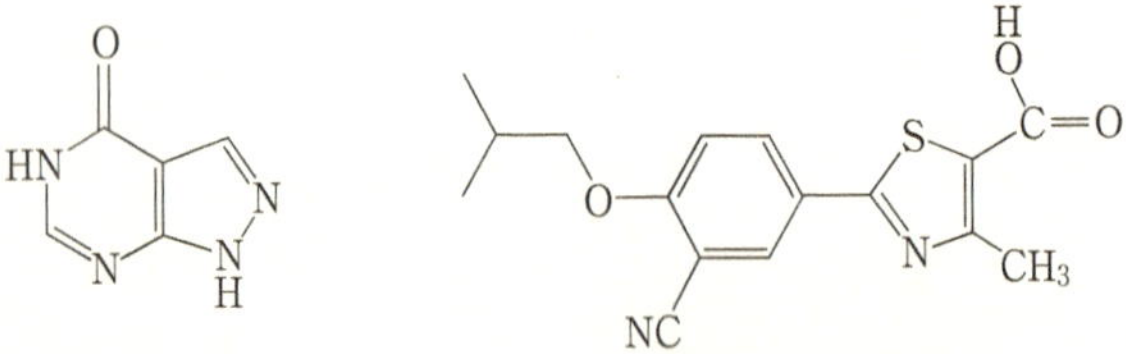

アロプリノール　フェブキソスタット

図5-1-1　アロプリノールとフェブキソスタット

じくOの部分）にマイナスがあれば良さそうだというのは分かっても、組み合わせれば効果は相殺されてしまうかもしれなかった。しかし、組み込んでみると予想以上の高活性体が得られ、その薬物動態も目標を上回った。マウスの実験でも、アロプリノールより強い尿酸低下作用が示された。

従来薬の活性を大幅に上回る

「初めてアロプリノールを超えた」。苦労が報われたものの、仕事はそれで終わりではない。偶然できたと言われないよう、化学組成を少しずつ変えた周辺の化合物をつくって試してみると、どれも高い活性を示した。偶然ではなく、合成の前提となった仮説が正しかった証であり、研究者冥利に尽きることだった。物質として新規性があり、合成も容易で、動態特性でも勝る、理想の化合物だった。

しかし、絶頂は長続きしなかった。続いて、安全性を確かめるため、10個の化合物について変異原性試験を行ったところ、すべてに発がんの可能性が示されて、あっさり脱落した。またも振り出しで、約束の期限が迫っていたことから、もはやこれまでと観念しかけた。しかし、デザインを丹念に見直した末、最終的には、発がん性を示しやすいニトロ基をシアノ基に置き換えたデザインの化合物が得られ、半年後に再度復活を果たした。

瀬戸際で、「ＴＥＩ－６７２０」と呼ばれていた化合物にマウスで高い活性が認められ、〝正真正銘〟の候補物質、「フェブキソスタット」となった（図５－１－１）。後に、西野が、フェブキソスタットとＸＯＲが結合した状態の構造を解析してみると、フェブキソスタットは、ＸＯＲがプリン誘導体であるヒポキサンチンをとらえるポケットにほぼ隙間なく入り込み、周囲も含めて多彩に、かつきわめて強固に結合していた（図５－１－２）。

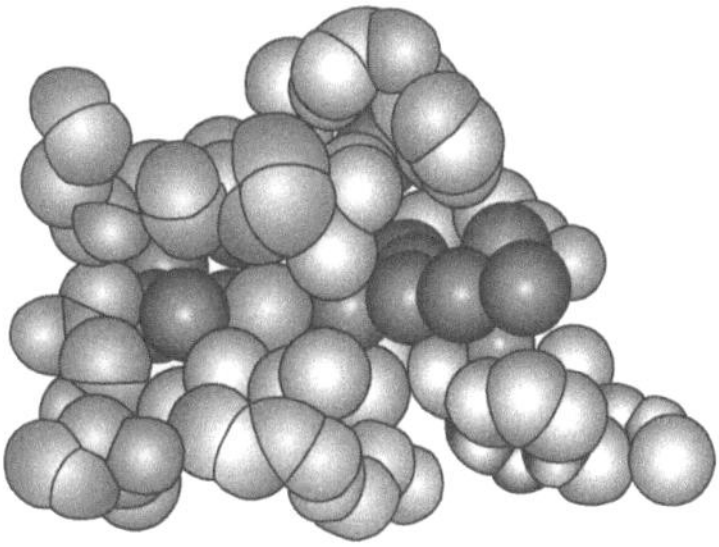

図5-1-2　結晶構造解析で明らかになったフェブキソスタットとXORの補因子結合（出典：ターゲットタンパク研究プログラム、文部科学省）

次に、大型動物での再現性を調べた。マウスやイヌは尿酸をさらに分解してアラントインという物質に変えて排泄しているが、ヒトを含む霊長類は、尿酸を代謝する酵素ウリカーゼを持たないために、尿酸が最終の代謝物となる。ヒトと同じ代謝経路を持つチンパンジーで効果を確認できたのは１９９２年で、まずは順調な道のりと見えた。

研究所内の評価も次第に上がり、チンパンジーでの効果確認で、一気に期待も高まった。

安全で使いやすい薬を目指す

合成から薬物動態の部署へと移っていた近藤は、引き続きプロジェクトの責任者を務めていたが、単に効果の強さだけではなく、安全性や使いやすさの面でもっと差別化するデータを蓄えたいと考えていた。

こうして見いだした利点は以下のようなものであった。アロプリノールが主として腎臓で代謝されて代謝物は尿中に排泄されるのに対し、フェブキソスタットは肝臓で代謝された後、複数の経路を通って尿と便から排泄される。このため、腎機能が低下した患者にも投与できる。もう一つ、アロプリノールが1日2~3回の服用が必要であるのに対し、効力が長続きするフェブキソスタットは、1日1回の服用で尿酸値を治療目標値である6・0㎎/dℓ以下まで下げられる。

毒性試験もクリアして、1995年には国内で治験が開始された。第I相試験は健常人を対象に安全性を見ることが目的だが、低用量でも被験者の尿酸値が明らかに低下していた。予想以上の効果だったが、逆にもっと少ない量から慎重に用量を見極めるため、試験をやり直すことになった。1年近くよけいに試験期間を要したが、治験を担当した東京女子医科大学の鎌谷直之からお墨付きを得た。

2004年に製造承認を申請したものの、データが不十分と突き返された。痛風治療薬を飲むと尿酸値が変動するため、実は痛風発作が起こりやすくなる。これは、臨床医の間ではよく知られた事実で、段階的に増量することで凌いでいた。アロプリノールが承認された1960年代には、そこまで厳密な臨床試験は求められなかったが、2004年の段階では、それを試験で証明しなくてはならず、さらなる高用量でのデータ提出も要求された。2002年にスピード承認された抗がん剤『イレッサ』（ゲフィチニブ）の副作用が問題になった直後で、当局も慎重を期したとみられている。

それは必ずしも悪いことではなく、生活習慣病薬は長期に服用することになるので、裏付けデータがあることは、結果的に薬の価値を高めることにもなった。

高血圧のない高尿酸血症の適応

並行して欧米での臨床開発が、武田薬品工業の子会社などと提携して進められ、米国では2009年に『Uloric』、欧州では2010年に『Adenuric』として、日本に先駆けて発売された。

日本では2009年末に再度承認申請され、2011年早々に製造承認、5月に『フェブリク』として発売された。その後、アジア諸国や中南米でも開発が進む。医薬品部門を独立させた帝人ファーマ社では、全世界でのヒットを見込んでいる。

欧米9ヵ国における適応は痛風だけだが、日本では初めて「高尿酸血症」の適応を取った。アロプリノールの適応が「痛風、高尿酸血症を伴う高血圧症」なのに対して、高血圧の有無にかかわらず処方できるのも特徴である。

心血を注いでこの薬を世に送り出すまでにかかった期間は23年。近藤は、うれしさとともに安堵感で満たされた。創薬にはアートの側面もある一方で、科学者として実直に仮説検証のプロセスを踏み続けたことが、大きな勝利を呼び込んだ。2009年からは、帝人グループフェロー、帝人株式会社近藤研究室室長として、先端医療材料と薬物を組み合わせたドラッグデリバリーシステム（DDS）などの研究を続けている。

5-2 ガスター（ファモチジン）

——胃酸を抑える薬①

食物を消化する胃は、強い酸性の胃液（胃酸）で満たされている。胃潰瘍は、胃壁の粘膜がただれて内壁がえぐられる病気で、胃酸を直接の刺激として起こる。十二指腸は、胃よりも酸への抵抗力が弱く、さらに潰瘍ができやすい。

かつて日本では、井戸水の使用や、乳幼児期の口移しなどによって、ヘリコバクター・ピロリ（ピロリ菌）に感染している人が圧倒的に多かった。後にピロリ菌が発見されると、これが胃潰瘍・十二指腸潰瘍など消化性潰瘍の大半の原因となることが明らかになっていった。ピロリ菌は、胃中の尿素からアンモニアをつくり出して酸性の環境からみずからを守る一方、そのアンモニアが胃粘膜に刺激を与える。加えて、過剰なストレスにさらされると、胃に食物が入っていなくても胃酸が分泌され続け胃粘膜が傷ついて、さらに潰瘍が発生しやすくなる。

１９５０年代までは、消化性潰瘍に対して、胃酸分泌にかかわる迷走神経を切除する手術がなされていた。次いで、胃酸を中和する制酸薬などが使用されたが、胃酸分泌を十分に抑制できず、吐血して胃の一部の手術が必要になることもしばしばあった。

１９６０年代半ば、ヒスタミンが胃の壁細胞からの酸分泌を促進することが突き止められ、その働きをブロックする薬（H_2ブロッカー）が発売された。それを、合成技術によってよりパワフルな『ガスター』（ファモチジン）に進化させたのは山之内製薬（現・アステラス製薬）で、日本の医師たちがそれを援護した。

製造特許から物質特許の時代へ

１９７０年代まで山之内製薬は、〝合成の山之内〟と呼ばれ、分子合成でつくる医薬を得意としていた。日本では長らく、「製造特許」制度が実施され、海外で創製された薬剤であっても異なる新しい製法でつくり出すと、それが特許として認められて製造・販売することができた。しかし、新薬開発者の権利を保護するとともに国内の製薬会社を強化する目的で、１９７６年に特許法が改正され、新規に生成された物質のみに特許が与えられる「物質特許」制度に切り替わった。転換期を迎え、同社でも研究開発体制の見直しを迫られた。

そこで、創薬ターゲットとして着目したのが、胃酸が原因で生じる消化性潰瘍の治療薬だった。高度成長下で「働け、働け」という時代に、ストレスから胃痛を訴える人、胃潰瘍を病む人は多く、新薬が待望されていた。

当時はピロリ菌の発見（１９８３年）前で、消化性潰瘍は、胃酸などの攻撃因子と胃粘膜防御因子のバランスが崩れることで発症するとみられていた。そのため、治療には、酸分泌抑制薬あるいは粘膜保護薬が有用と考えられた。同社ではさまざまな潰瘍治療薬を検討した結果、酸分泌を抑制する薬が有望だと考え、力を注いでいた。

胃の細胞膜の受容体に結合して酸分泌を促進する物質として、アセチルコリン、ガストリン、そしてヒスタミンが知られていた。このうち、ヒスタミンとその受容体の結合を阻害して活性を妨げる拮抗薬はすでにつくられ、抗アレルギー薬や乗り物酔いの治療薬として用いられていたが、胃酸分泌を抑制することはできずにいた。そこで、山之内製薬は当初、アセチルコリンやガストリンを抑制する物質に的を絞って合成を続けていた。

ヒスタミンをブロックする

１９６４年、米国のスミスクライン&フレンチ・ラボラトリーズ（ＳＫ&Ｆ、現・グラクソ・スミスクライン）社の薬理学者、ジェームス・ブラックは、ヒスタミン受容体にはH_1とH_2の２つのサブタイプがあり、H_1が炎症やアレルギー反応、H_2が胃酸分泌亢進に関与していることを突き止めた（後に４つあると判明した）。ブラックは手探りで合成を繰り返し、１９７０年には最初のH_2受容体拮抗薬（H_2ブロッカー）、「ブリマミド」の合成に漕ぎ着けた。胃粘膜内の壁細胞上のH_2受容体に結合し、ヒスタミンのH_2受容体への結合を阻害して胃酸分泌を抑制する作用を持つ。次いで、活性を向上させた「メチアミド」を合成。メチアミドには腎毒性などの副作用があったため、その

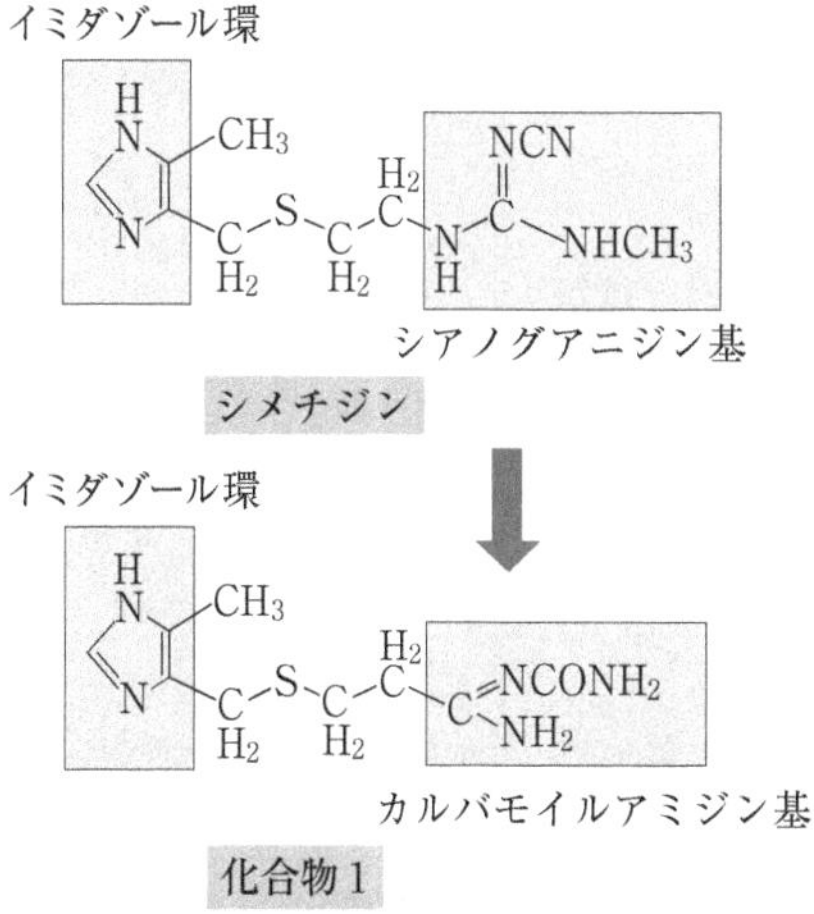

図5-2-1　シメチジンのシアノグアニジン基をカルバモイルアミジン基に置き換える

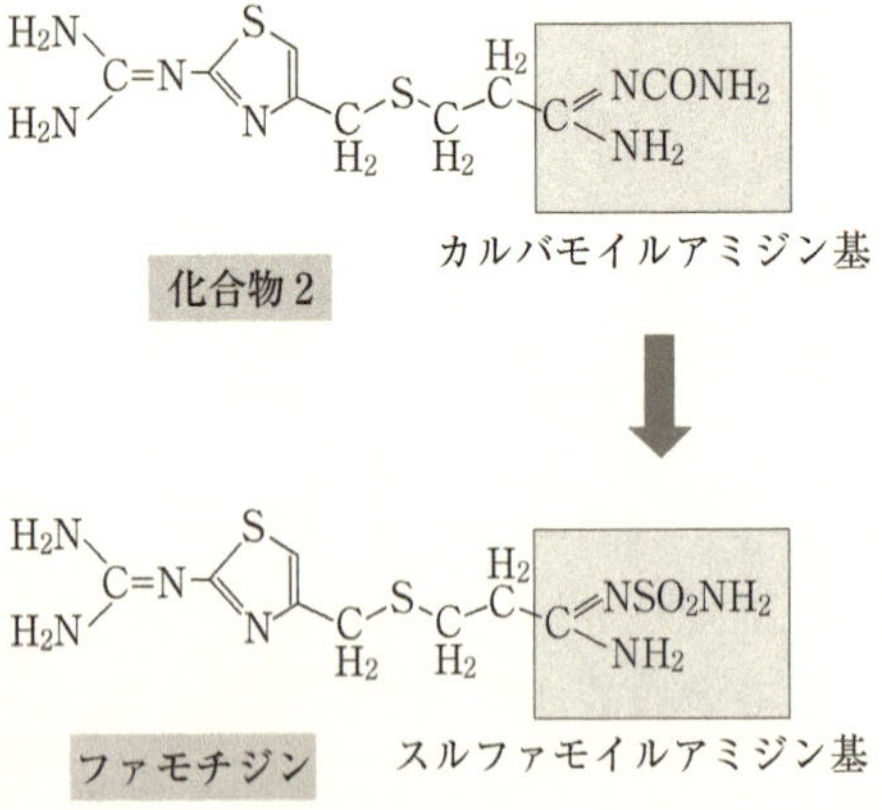

図5-2-2　カルバモイルアミジン基をスルファモイルアミジン基に置き換えてファモチジンを合成

欠点の克服を試み、1972年、ついに臨床効果に優れた抗潰瘍剤、「シメチジン」の合成に成功する。

1975年にシメチジンが、英国で『タガメット』として発売されると、世界中の注目がこの新規H_2ブロッカーに集まった。山之内の創薬研究本部でも翌年からヒスタミンに標的を転換し、シメチジンをリード化合物として、さらに効果を高め、副作用の少ない物質への最適化に取り組み始めた。ここからはお家芸である合成の本領発揮である。

合成を担当したのは、1970年に入社した柳沢勲である。末端の官能基に注目し、シメチジンではシアノグアニジン基になっている部分をアミジン基で置き換えていくことにした。2年間かけて、多くのアミジン誘導体を合成した末、カルバモイルアミジン基を導入したところで、ようやくシメチジンと同等の活性が得られた（図5-2-1）。カルバモイルアミジン基は、山之内が独自に開発した置換基である。

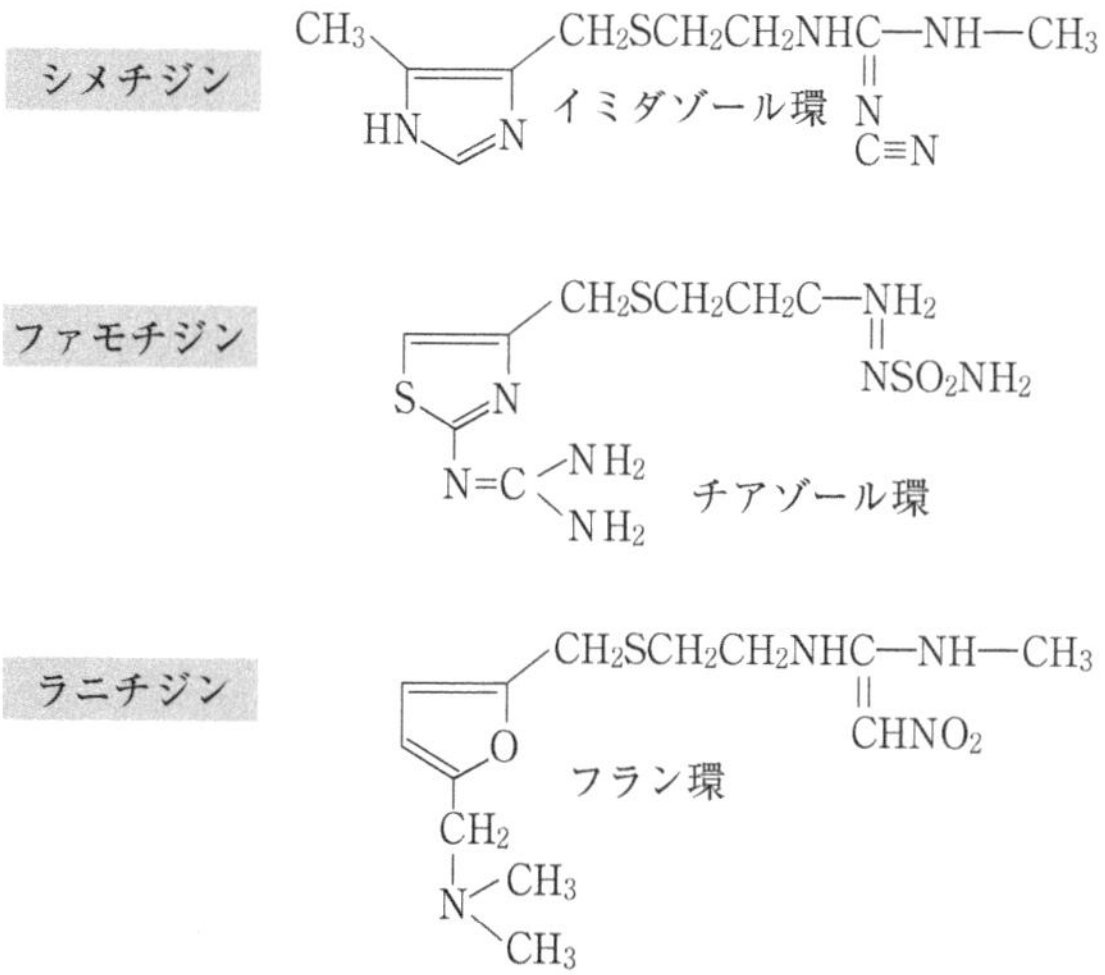

図5-2-3　H_2受容体拮抗薬（シメチジン、ファモチジン、ラニチジン）

続いて、頭の側鎖の部分にある五員環であるイミダゾール環に注目し、これに替えて、やはり自社で有していたチアゾール環を結合させたところ、イヌの実験でシメチジンの50倍以上の胃酸分泌抑制作用が得られた。しかし、化学的に安定性が良くないために製造上の難点があり、さらに体内動態や急性毒性にも問題があった。

行き詰まった末、カルバモイルアミジン基の代わりに、物理化学的特性のよく似たスルファモイルアミジン基を合成してみると、安定性が高く、構造的にも新規の化合物が得られた（図5－2－2）。こうして、1979年、胃酸抑制薬として424番目に合成された物質が、「YAS424」（後のファモチジン）だった（図5－

2－3）。イヌでの実験では、活性はじつにシメチジンの37倍を示しており、実験結果を疑うほどの強力な化合物であった。安全域も広かった。

オールジャパンで国産第1号を

臨床開発でファモチジンのバトンを受け取ったのは、梶浦泰一だった。1972年に入社し、開発部ではいちばんの若手で当時30歳。まず営業部門に配属されて好成績を収め、開発部門に〝抜擢〟されていた。通常は、開発部門には、研究者が候補物質を携えて異動してくるが、その中では、異色の経歴の開発マンだった。

当初、梶浦は、ファモチジンについて、「H_2ブロッカーでは3番手、4番手であり、さほどの期待をしていなかった」が、その予感はいい意味で裏切られていく。

開発がスタートした当初、ファモチジンは、日本での承認を目指していたシメチジン、「ラニチジン」、その後に国内の帝国臓器製薬（現・あすか製薬）で合成された「ロキサチジン」の後塵を拝していた。そうした状況でスタートした治験の第Ⅰ相試験は、1975年に開院したばかりの東海大学医学部付属病院で実施されることが決まった。

記念すべきヒトへの最初の投与は1980年11月4日、健康成人ボランティアから開始された。1日投与量は5㎎から、10、20、40、80㎎と倍々に上げられていったが、160㎎でも何ら副作用は現れない。許容できない副作用を引き起こすことなく投与できる最大用量（最大耐量）が決められないほどで、高い安全性が立証された。海外の動物実験の結果からは、シメチジンのヒトでの用量は200～400㎎とされていた。活性が37倍高いファモチジンであれば、10～20㎎の投与で十分なはずと、以後は、20～40㎎の5日間連続投与による安全性を見る試験に切り替えた。

全社一丸となった治験

翌1981年1月半ばには、順調に第Ⅱ相試験に進むことになった。国内の消化管研究のトップであった広島大学の三好秋馬と、内視鏡の第一人者であった東海大学の三輪剛に世話人になってもらい、国内の消化器研究者の大半の参加を募ることができた。

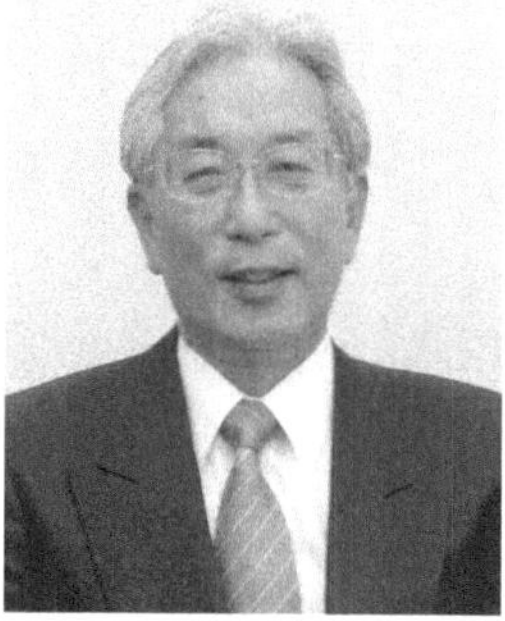
梶浦泰一

第Ⅱ相試験の研究会の席上、とある参加医師から、「（第Ⅰ相試験で）5日間しかヒトに使っていない薬を、大事な患者に8週間も投与するのか」と、厳しい意見が出された。ならば、患者への投与に先立って、健常人に投与するしかない。健常人に8週間も投与することは前代未聞の要求だったが、ここを突破しなければ先へ進めそうになかった。被験者は健常人でなくてはならず、急なことで、社内の研究所でファモチジン開発にかかわる研究者たちが引き受けてくれた。

このころ、H_2ブロッカーの開発競争はますます激化していた。それでも、ファモチジンはラニチジンより早く第Ⅱ相試験を終え、トップを走るシメチジンの背中をしかと捉えた。第Ⅲ相試験は、比較対照試験である。シメチジンに倣い、当時多用されていた胃粘膜保護・修復薬『ゲファニール』（ゲファルナート）を対照薬とすることにした。

そこに、シメチジンが国内で承認されたとの報が届く。山之内では一刻も早く薬を世に出したいと、はやる気持ちもあったが、シメチジンと比較試験を実施しておけば発売後に市場で優位に立てると、シメチジンを対照薬に追加した。このころには、治験に参加している全国の医師たちもファモチジンの効果を実感し、山之内の熱意に気圧（けお）された形で、オールジャパンの気運が一気に盛り上がってきた。

一方、注射剤の開発にも取り組んだ。営業からは、「経口剤（錠剤）だけでなく、注射剤で消化管出血を止めれば、大きくアピールできる」との要望が出されていた。難題だったが、凍結乾燥させ、生理食塩水やブドウ糖液に再溶解して使用する製剤を開発することで、経口剤と同時発売のメドが立った。その結果、病棟でファモチジン注射薬を処方された患者は、外来に移行した後も、継続してファモチジン錠が処方されるという治療の流れが確立した。

第Ⅲ相試験は十五ヵ月間に２０００人以上の患者に投与、シメチジンに対する圧倒的優位性を示す結果が出た。これを基に承認申請をしたのは、初のヒトへの投与から、わずか3年後の１９８３年11月3日のこと。けっして口にしなかったが、梶浦はこの「3年」を目標としてひそかに心に刻んでいた。１９８５年7月、「胃（gastro）」に由来する『ガスター（Gaster）』という商品名で、胃酸抑制薬として注射剤と経口剤（20㎎錠）が同時発売された。１９８８年には、国内で胃炎の適応が追加。胃炎に対する1回の投与量に合わせ10㎎錠も発売され、広く売り上げを伸ばした。

１９８２年に第Ⅱ相試験までの成果をストックホルムの世界消化器病学会で発表すると、海外でも注目を集め、当時世界最大手だった米国メルク社への導出も決まった。『ガスター』は『Pepcid』という商品名で１３０ヵ国で発売され、世界一の売上高を誇る抗潰瘍剤になった。

追加剤型の工夫や追加適応が繰り返されたことも、普及に一役買った。１９９７年には、日本で初めて、水がなくても唾液で溶かして飲み込むことができる口腔内崩壊錠も発売された。２００５年には、溶解せずそのまま使える液状の注射剤が登場した。

副作用が少なく安全性が高いことから、１９９７年には、医師の処方がなくても使える一般用医薬品として10㎎錠が開発され、『ガスター10』も発売されている。

H_2ブロッカーは消化性潰瘍の手術を激減させたことで、最初に合成したブラックは１９８８年にノーベル生理学・医学賞を受賞した。

「良い薬を一刻も早く世に出したい一心だった」という梶浦は、この成功を機に次々と開発を任されるようになり、やはり国産の排尿障害治療薬『ハルナール』（タムスロシン塩酸塩）などを手掛けた。

5-3 パリエット（ラベプラゾールナトリウム）

――胃酸を抑える薬②

胃酸を抑制するには、H_2ブロッカーのようにヒスタミンの働きを抑える以外に、胃の壁細胞から酸（水素分子＝プロトン）を送り出すポンプ（プロトンポンプ）の働きを抑えて、胃液の酸性度を下げる方法がある。この方法を用いたプロトンポンプ阻害薬（ＰＰＩ）は、H_2ブロッカーより強力な胃酸分泌抑制作用を持つうえ、作用も長時間持続する。

１９７０年代に最初のプロトンポンプ阻害薬が開発された後、３番手ながら最も強力なプロトンポンプ阻害薬となったのは、エーザイの開発した『パリエット』（ラベプラゾールナトリウム、以下ラベプラゾール）である。開発の主役は、エーザイの伊藤正春である。

現場を学べ　歴史を学べ

１９７０年、伊藤正春は東北大学薬学部を卒業すると、恩師の紹介でエーザイに入社した。製薬会社に入ったからには、何とか人の役に立つ新薬を世に出したいと燃えていた。入社直後から社長管轄であるプロモーター職に配属された。

プロモーターは、エーザイ独特の制度とされる。日本では長らく草根木皮などの生薬に頼って経験的な薬創りをしていたが、日本衛材（エーザイの旧社名）の創業者である内藤豊次が海外遊学中、臨床の目的に沿って化合物を化学合成するという、科学的基盤に依拠した創薬に遭遇した。内藤はそれを日本でも実現しようと１９４１年に起業し、その際に創薬の要と位置付けたのが、みずからの分身として創薬を推進するプロモーターだ。候補物質がまだ薬になるかも分からない研究段階から、担当するテーマ・薬品に関し全面的な権限を持ち、社内でリーダーシップを発揮しながら当該薬品を発売まで推進し、めんどうをみる。いわば、テーマの〝社長〟のような存在だ。

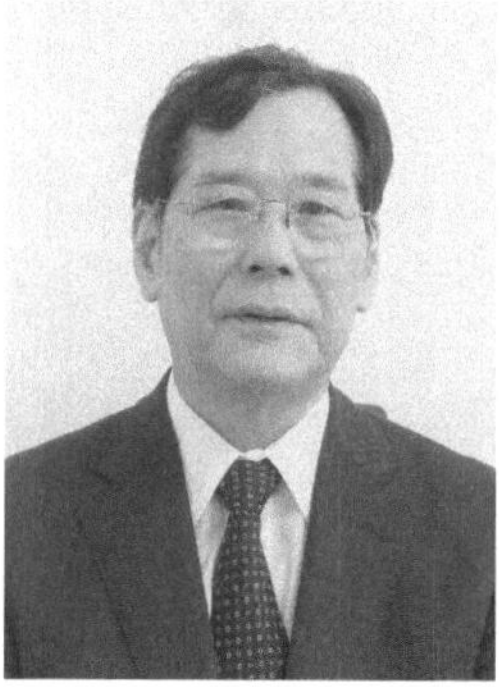

伊藤正春

消化器領域の担当となった伊藤は、入社1年後には、自社の研究員と大学の研究者をメンバーとして探索的なプロジェクトを立ち上げる。ほどなく、カエルの皮膚から採ったペプチドから3種類の生理活性が高い物質を突き止めることに成功し、多くの研究者から引き合いがあった。伊藤が意気込んで報告に行くと、上司からは「これはいったい何の薬になるの?」と突き返された。活性が高く、特許も取れそうだから、あとは安全性を確かめれば薬になると安易に考えていた伊藤は、創薬プロセスについて無知なことを思い知らされる。数日悩んで再び上司を訪ねると、2つの助言を与えられた。「薬が望まれているのは病院だから現場で学べ」「治療法は時代とともに変化するから病気の歴史を学べ」。これは、その後を通じて伊藤の拠り所になった。

月1回、日本鋼管病院に通い、臨床助手の立場で診察室の衝立の蔭からメモを取った。消化器を専門とする院長から最新の医学の話を聞き、先入観を持たずに観察した。院長からは、「理論から薬が生まれるよりは、よく効く薬ができて、なぜ効くのかを調べていった結果、学問が発達することが多い」と諭された。

1982年、伊藤が、最初に世に送り出した薬が、経口胆石溶解薬『レガレン』(ケノデオキシコール酸)だ。「命と引き替えに」というほど意気込み、手塩にかけた薬が形になっただけでなく、この薬を通じて安全性、有効性、用法・用量、ヒトの体内の日内リズム、創薬の実際的な知識を多く蓄えることができた。

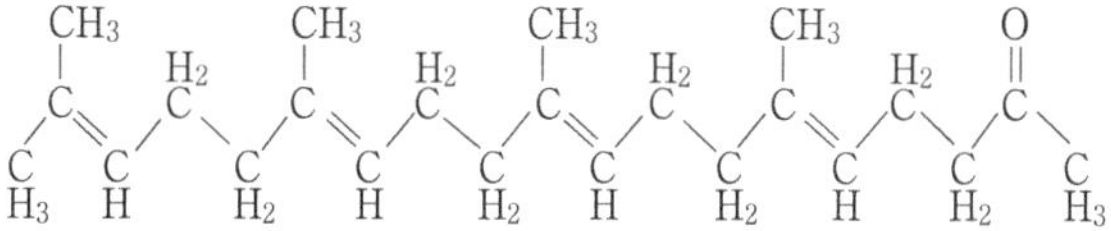

テプレノン

図5-3-1　テプレノン

胃酸を必要以上に抑えてはならない

次なるクリーンヒットが、１９８４年に発売された抗潰瘍薬『セルベックス』（テプレノン）だ（図５－３－１）。

１９７２年ごろは、十二指腸潰瘍と胃潰瘍は、発生する部位が違うだけで、消化性潰瘍として同様の病態として捉えられていた。しかし、伊藤は、なじみの日本鋼管病院の院長から「胃潰瘍患者は胃酸分泌が多いわけではない」と聞かされており、それまでの潰瘍治療薬が、塩酸や消化酵素のペプシンを抑える薬ばかりであることに疑問を抱く。院長は、「症状が取れて早く治りはするが、必ずしも理屈にかなったものではない」と言う。

胃酸には、消化に加え、食物とともに取り込まれた雑菌を退治する殺菌という重要な役割がある。伊藤は、「胃酸を必要以上に抑えるべきではない」と、新しい視点から創薬を試みることにした。

十二指腸潰瘍と胃潰瘍の発生要因を考えると、どちらも攻撃因子と防御因子のバランスを欠いていた。ただ、十二指腸潰瘍では酸やペプシンなどの攻撃因子が勝っているのに対して、胃潰瘍は粘膜の防御因子が低下した病態である。このため、胃酸分泌や胃運動に作用することなく、胃粘膜障害を修復強化する抗潰瘍薬を目指すことになった。エーザイが創業以来お家芸としていたのがビタミンEやKの合成技術を活用した創薬で、その周辺化合物の中には、胃酸分泌に影響を与えずに、粘膜を修復するのに優れた物質の候補がいくつもあった。

１９７４年10月から１９７６年1月までに合成した数百種類以上の化合物のうち、イソプレノイド系化合物（テルペノイド）に抗潰瘍作用が見つかった。五炭素化合物を構成単位とするテルペノイドは、天然物では樹木の香りや樹液に含まれるテルペン系の物質で、樹肌をみずから修復する作用を持っている。

こうして誕生した薬は、胃粘膜の防御因子である糖タンパク質の減少を抑制して粘液を増加させ、さらに、上皮細胞表面のリン脂質も増加させ、防御因子となる疎水バリアを増強することで潰瘍の粘膜機能を修復できる。

治験では十二指腸潰瘍への有効性が低いという結果が出て、営業部門とのせめぎ合いもあったが、伊藤は十二指腸潰瘍には適応を取らないことで押し切った。「自分自身（self）の細胞（cell）を刺激して鍛える（bex）」との思いから、『セルベックス』と命名されると、後に、日本人に多い胃炎の適応も追加された。一時期は、日本で最も多く処方された薬剤となった。

その後の研究で、胃粘膜では、テプレノンによって、熱ショックタンパク質（HSP）が誘導されており、それが胃粘膜のストレス防御作用を増強して潰瘍を抑えていたという詳細なメカニズムが明らかになった。このように、タンパク質の高次元立体構造や修復を担うタンパク質は分子シャペロンと呼ばれ、近年の創薬のターゲットとなっている。セルベックスは、〝分子シャペロン誘導剤〟の第1号としても名を刻むことになった。

3番手ながら切れ味鋭い薬誕生

セルベックスの実績を経て、伊藤はいよいよプロトンポンプ阻害薬開発に携わることになる。

エーザイでは、セルベックスを発売した1984年に、消化性潰瘍について粘膜防御薬との両輪にしたいと、胃酸分泌抑制薬を開発するプロジェクトを立ち上げた。当時、胃酸を抑制する効果で世を騒がせていたのはプロトンポンプ阻害薬で、開発のターゲットもそこに置かれた。

プロトンポンプは細胞膜にあるタンパク質複合体で、酸性の水素イオン（H^+：プロトン）を輸送するポンプの働きをする。胃の壁細胞における酸分泌の最終段階にプロトンポンプが存在して、プロトンを塩酸として送り出している。プロトンポンプ阻害薬は、プロトンポンプを作動させる酵素と結合して、その作用を阻害して、胃液の酸性度を抑える。いったん酵素と結合すると離れないのが特徴で、胃の粘膜細胞が半分置き換わる3～5日の間はずっと結合して、胃酸を抑

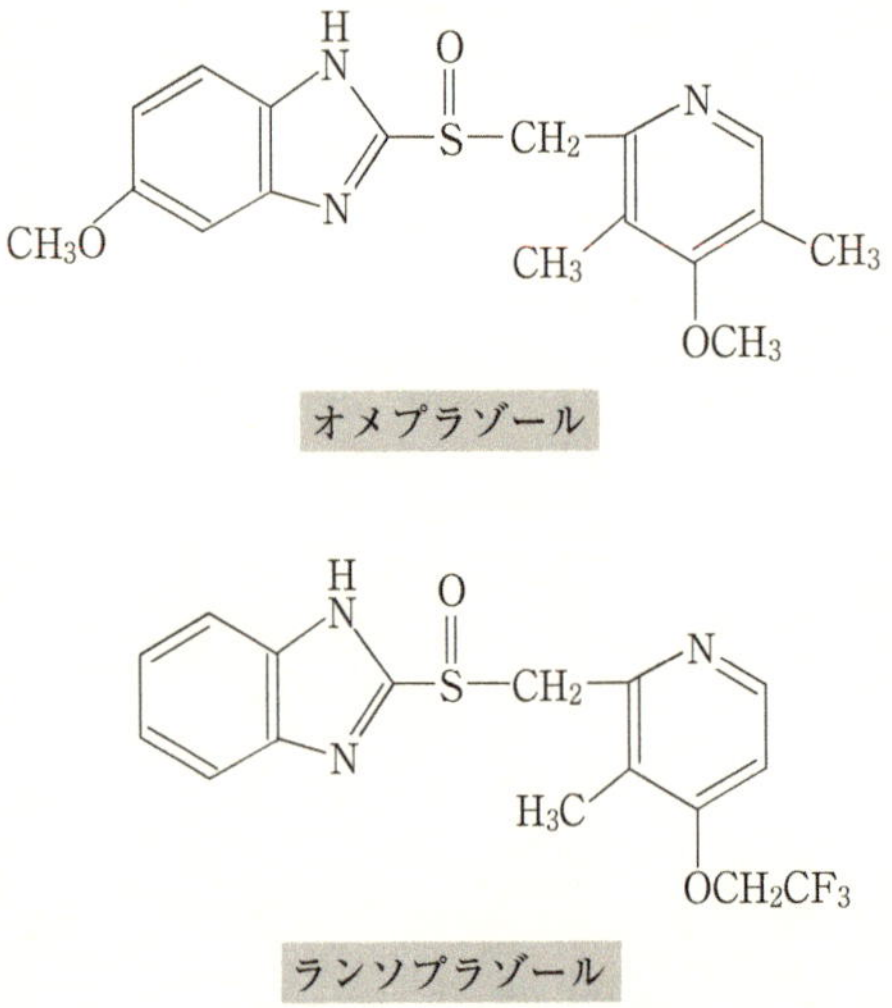

図5-3-2　オメプラゾールとランソプラゾール

制し続けられる、と当時社内では考えられていた。

伊藤はセルベックスの経験から、なお、酸を必要以上に抑えるべきではないと考えていた。プロジェクト立ち上げ後には、プロトンポンプ阻害薬で先行していた「オメプラゾール」という薬剤が、ラットで胃カルチノイド（前がん病変）が出たとして、米食品医薬品局（ＦＤＡ）から治験中止を勧告されるというマイナス要素もあった。それでも、伊藤は医療現場を回るうちに、H_2ブロッカーのようにスパッと自覚症状を取ってくれる薬剤への期待が高いことを実感させられた。１９８６年にはオメプラゾールにはがん原性がないとして治験が再開された。

エーザイでは１９８５年から２年以上、プロトンポンプ阻害薬の探索研究を行った。しかし、すでに多くの会社が参入し、オメプラゾール以外に「ランソプラゾール」などのプロトンポンプ阻害薬が研究されていた（図５－３－２）。新たに活性の高い化合物を見いだそうにも、20社以上が競っている中では特許に縛られて身動きが取れず、結局、プロトンポンプ阻害薬の研究は中止と決まった。

その数ヵ月後、薬理のリーダーである村上学と合成のリーダー左右田茂の２人の研究員が伊藤を訪ね、２年以上の努力を無にしたくないとプロトンポンプ阻害薬研究の継続を提案してきた。もし本当にダメならば、早い段階で開発中

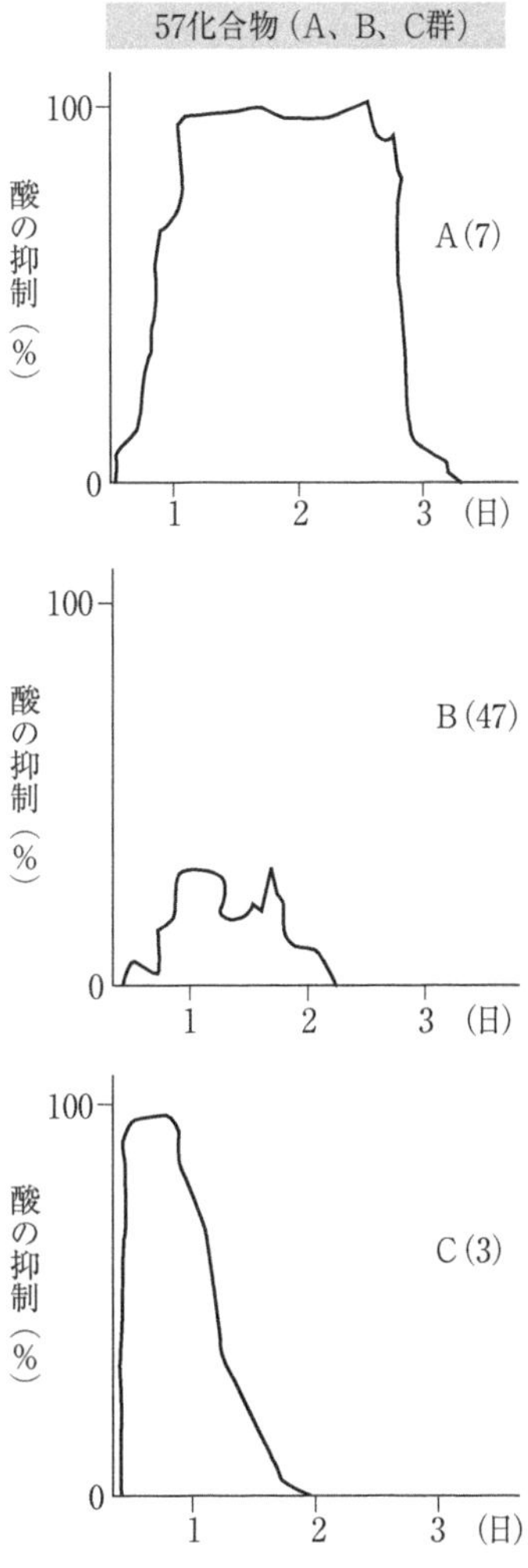

図5-3-3　リード化合物のプロファイル。C群の3化合物は、いずれも効果が現れるのも消えるのも早かった（出典：創薬物語、伊藤正春）

止を決断するのもプロモーターの大きな役割である。悩んだ末、伊藤は、可能性が高そうなリード化合物が出てくれれば臨床開発を引き受けるという条件で、業務時間外の闇研究をサポートすることに合意した。闇研は4人をコアメンバーとして、夜10時からの〝夜休み〟のコーヒータイムに情報交換をし、帰宅は深夜2時、3時に及び、伊藤もしばしばその場に加わった。

同じプロトンポンプ阻害薬でも、オメプラゾールは、ヒトで作用する時間がランソプラゾールより明らかに短い。プロトンポンプ阻害薬は長時間作用が持続するものだというのが当時の常識だったが、ひょっとしたら、速やかに作用して適度に作用が持続するプロトンポンプ阻害薬が見つかるのではないかと伊藤は考えた。半年間で合成した57化合物を丹念に検討して動物実験をすると、3つの化合物では、効果が現れるのが早く、20～25時間で急速に酸分泌能が回復することが分かった（図5-3-3）。

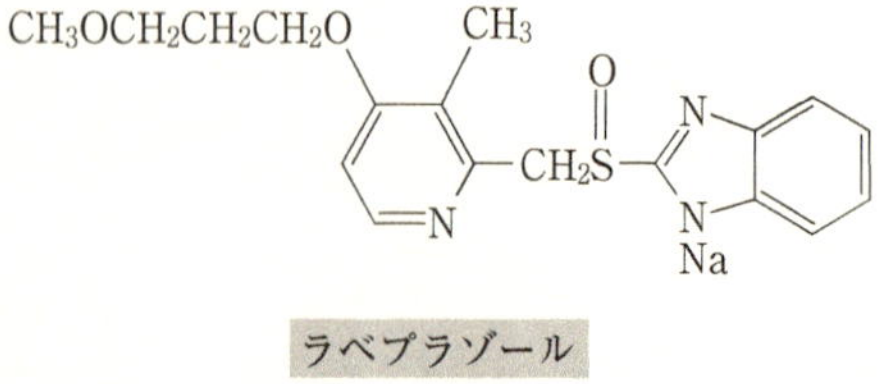

図5-3-4　ラベプラゾール

種差があるからヒトでは分からないとの議論もあったが、この3つの化合物は非常に構造が似ていたことから、とにかくこの周辺に目指すプロトンポンプ阻害薬の素質を持っている化合物があるはずだと望みを託した。そして3ヵ月、ついに闇研メンバーは目的の物質を捉えた。「ラベプラゾール」である（図5-3-4）。

しかし、臨床開発に移って後、用法・用量を設定していくプロセスには大きな山があった。有効性では負けたくないとの思いから、担当者は多めに投与したいと考えがちで、厚生省（当時）とのやりとりに1年余りが費やされた。結果的に、治験では、ほかのプロトンポンプ阻害薬に比べて最も有効量が少なく（10㎎／日）、酸分泌抑制作用の発現が最も早いことが検証された。3番手ながら、最も切れのよいプロトンポンプ阻害薬、ラベプラゾールの発売を見たのは、1997年のこと。壁細胞（parietal cell）に因んで、『パリエット』と命名された。

胃食道逆流症からの新たながん予防に

パリエットは国際的な薬に育ち、世界70ヵ国以上で、十二指腸潰瘍、胃潰瘍、胃食道逆流症など胃酸が関連する疾患に処方されるヒット商品になっていた。

H_2ブロッカーとプロトンポンプ阻害薬の登場に加えて、バリー・マーシャル（Barry J. Marshall）とロビン・ウォレン（J. Robin Warren）によるピロリ菌の発見（2005年にノーベル生理学・医学賞受賞）によってその除菌が進んだために、消化性潰瘍の患者は激減している。しかし、代わって、近年の日本で、新たに生活習慣に関連する病気として問題になっているのが、胃の内容物が食道内へ逆流してくる胃食道逆流症だ。

ピロリ菌は胃がんの原因になることも知られており、2000年から除菌の一部に健康保険による治療が開始され、2013年には慢性胃炎患者にも適応が拡大された。一方、ピロリ菌感染者の減少や肥満者の増加によって胃酸分泌が増えたため、胃食道逆流症患者は著しく増加している。このため、胃食道逆流症を背景とする腺がんといわれるタイプの食道がんが増える傾向にある。

胃食道逆流症の本来の治療は逆流を防ぐことだが、それを確実に達成できる薬はまだない。対症療法として、H_2ブロッカーの頓用と、プロトンポンプ阻害薬の長期使用の組み合わせが効果を上げており、新たながんの予防にもつながっている。

若手を育てつつ創薬に奔走した伊藤は、現場を離れることをよしとせず、管理部門への人事異動を打診されたのを機に、エーザイを後にする。

ファイザー社に移って、勃起不全治療薬『バイアグラ』(シルデナフィル)の日本での開発を推進し、その後、味の素に移ってからは機能性食品を手掛けた。日本の創薬力を高めるために、人材を育てたいとベンチャーを立ち上げ、実際に創薬を進めながら人も養成する「創薬インターン制」を提案している。

創薬は異部門の多くの人がかかわる共同事業であり、候補物質の探索から世に出るまでには15年以上もの長いプロセスがある。このすべてを複数回経験することは難しい。「最初は剤型追加、適応追加などを経験するだけでも、創薬の一通りを学ぶことができる。若いうちに成功体験を持てば、人は成長しその後の創薬を引っ張っていける」。伊藤はそう実感している。

第6章

情報伝達タンパク質を薬に

6-1　リュープリン（リュープロレリン酢酸塩）
――前立腺がんや閉経前乳がんの増殖を抑える薬

食生活の欧米化などを背景に、日本人男性の前立腺がんが、急激に増加している。2020年には肺がんに次いで2位に、その後トップに躍り出ると予想されている。進行が緩やかで、治療後の経過も良いがんだが、手術でがんを取り除けない場合の進行抑制には、がん増殖にかかわっている精巣や副腎からの男性ホルモン（テストステロン）分泌を抑えるホルモン療法（内分泌療法）を積極的に行い、症状を出さない治療が行われる。

テストステロン産生は、脳の視床下部にあるLH-RH（性腺刺激ホルモン放出ホルモン）により制御されているが、その構造決定に成功したのは、生化学者の松尾壽之である。その後、武田薬品工業によって、高活性の誘導体「リュープロレリン酢酸塩」（『リュープリン』）が合成された。リュープリンは、テストステロン分泌を持続的に抑制することで前立腺がんの増殖を抑え、かつて外科的な精巣摘出術（去勢術）に頼るしかなかった治療に革新をもたらした。閉経前乳がんなど、性ホルモンにかかわるがんの再発予防などにも用いられている。

トリチウム標識法を開発

軍医を父に持つ松尾壽之は、終戦の年に旧制広島高等学校の理科乙類に入学した。親の期待どおり医学部に進学するつもりでいたが、動物の解剖が性に合わずその道を断念。「同じ医学部ならば」と自他を納得させ、当時は医学部にあった東京大学の薬学科に進んだ。生化学への関心は薄く、後にフグ毒テトロドトキシンの構造を決定する津田恭介が教鞭を執っていた天然物有機化学に引かれていた。

松尾が大学院を出て１９６５年に理化学研究所（理研）の研究員となったころ、ペプチド研究が黎明期にあった。ペプチドは生体を構成するアミノ酸が２個以上結合したアミノ鎖であり、数十個以上がペプチド結合によって連なった高分子化合物はタンパク質と呼ばれる。

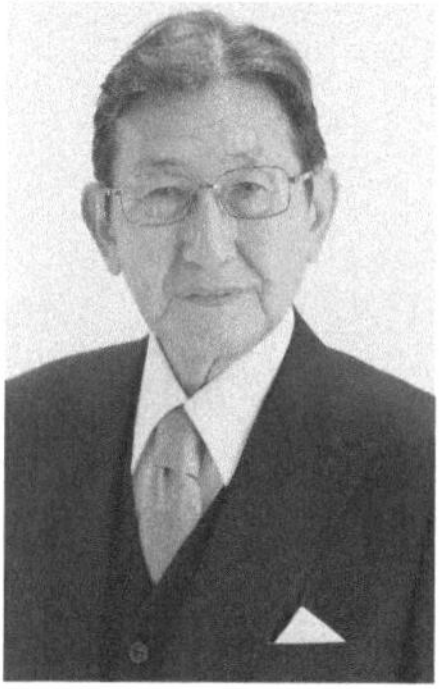
松尾壽之

タンパク質には捉え所がなく、研究者の間では「タンパク質研究に足を突っ込んだら命取りになる」という伝説があったほどだ。

ギリシャ語の「proteios（一番たいせつなもの）」に因んで命名された「protein（タンパク質）」は、長らくその本体が分からなかった。１９５６年までにフレデリック・

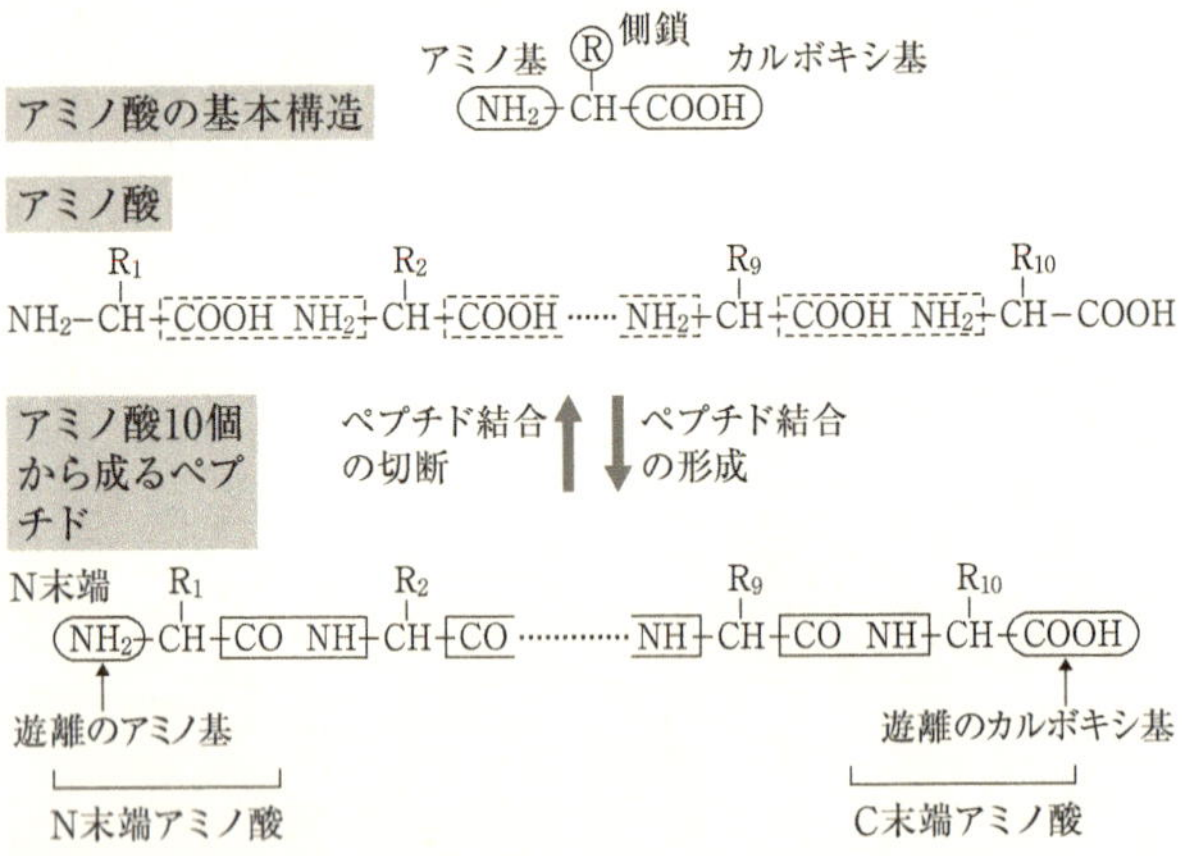

図6-1-1　ペプチドの構造と各部の名称（出典：脳とホルモン、松尾壽之編）

サンガー（Frederick Sanger、1958年にノーベル化学賞受賞）によって初めて構造が解明されたタンパク質が、膵臓から分泌されるホルモンであるインスリンで、アミノ酸51個が結合したペプチドであることが突き止められていた。ただし、このときのサンガーの方法はインスリンを100gも必要とするもので、微量なペプチドの構造決定法としては不完全なものであった。松尾は、新たな方法の確立に研究の照準を定めた。

　タンパク質は、アミノ酸のアミノ基（NH_2）に次のアミノ酸のカルボキシ基（COOH）が結合していく。そのため、ペプチド鎖の両端はそれぞれN末端（NH_2末端、アミノ末端）、C末端（COOH末端、カルボキシ末端）と呼ばれる（図6-1-1）。1950年にN末端側から構造決定に迫る方法（エドマン分解）が確立されると、蛍光標識としてダンシル基を組み込んでアミノ基を特定する方法（ダンシル法）も見いだされ、タンパク質の構造決定が急速に進んだ。

一方、C末端側のアプローチは難航していたが、ペプチド鎖最後尾のC末端のアミノ酸は、ラセミ化を起こしやすいことが知られていた。すなわち、生体内では、グリシン以外のアミノ酸はL体だけだったのが、熱や光や試薬などにより、鏡像異性体であるD体が増加して、両者の混合物に変わってしまうのだ。松尾は、放射性物質であるトリチウム水の中でC末端にラセミ化を起こさせ、トリチウムで目印（標識）を付けて、放射活性により検出することを思い立つ。これを酸で加水分解した後、アミノ酸分析機にかけてピークを見れば、試料はごく微量で済ませられる。

1967年に、松尾がこの新たな分析法の原理を発表すると評価は高かった。東大時代に講義を受け、理研の理事長となっていた赤堀四郎からは、「非常におもしろい方法だ。実際の分析に用いて良い成果が出せることをみずから証明したほうがいい」と励まされた。

松尾のトリチウム標識法に、海の向こうから着目していた研究者がいた。脳から分泌されるペプチドホルモンを研究していた米国チュレーン大学のアンドルー・シャリー（Andrew W. Schally）である。シャリーは、かつて同僚であったソーク研究所のロジェ・ギルマン（Roger Guillemin）との間で熾烈な研究競争の渦中にあった。

脳のホルモンについては、脳下垂体から性周期などにかかわるホルモンが放出されており、さらに上流で、視床下部から出される数種類の微量ホルモンがその機能を制御しているという仮説が注目を浴びていた。

１９６９年、シャリーとギルマンは、甲状腺刺激ホルモンであるチロトロピンの分泌を促進するチロトロピン放出因子（ＴＲＦ）の３個のアミノ酸から成る構造をほぼ同時期に決定した。ごくわずかしかないＴＲＦを精製するため、シャリーは10万頭のブタ、ギルマンは２５０万頭ものヒツジの脳から、数ミリグラムのＴＲＦを分離しなくてはならなかった。

ノーベル賞争いの渦中に

〝視床下部ホルモンの鬼〟と化したシャリーとギルマンの２人が次に挑んだのが、男女の性ホルモン放出にかかわる情報伝達タンパク質のＬＨ‐ＲＨだった。これには、３人の日本人がかかわることになった。

ホルモンの生理活性の検証法を確立していた有村章は、熱心に乞われてシャリーの右腕となっていた。シャリーは１９７０年まで10年がかりで、16万頭のブタの視床下部から２５０㎍（マイクログラム）のＬＨ‐ＲＨを分離・精製、構造決定は、留学生だった馬場義彦に委ねられていた。馬場は、アミノ酸が９個含まれていることまでは確認したが、ＬＨ‐ＲＨは両方の末端がブロックされたペプチドで、そこから先は歯が立たず難航していた。

そこで白羽の矢が立ったのが、大阪大学蛋白質研究所に所属していた松尾で、シャリーは直々に手紙を書いた。松尾は内分泌ホルモンにはまったくなじみがなく、当初興味もなかった。しかし、数ヵ月に及ぶ有村からの説得を受けるうち、自分の方法を試せる絶好の機会であり、渡りに船と思い直して、米国に渡った。欲はなかったが、意欲に満ちていた。

１９７１年の年初、シャリーは松尾にＬＨ－ＲＨのサンプルの入った試験管を委ねた。爪の先ほどの液体を凍らせた物で、純度は30％、ペプチドとしての正味は80μgにすぎなかった。抽出と精製に研究費を注ぎ込んだ果てに、研究室の器具は使い古された物ばかりだった。松尾はひるむことなく、シャリーから託された半年で構造決定を成し遂げようと、綿密な実験計画を立てた。

ペプチドの両端がブロックされたままでは、自慢のトリチウム標識法もダンシル法もまったく歯が立たない。そこで、松尾は、酵素を用いてペプチドを切断し、そのペプチド断片の混合物を一挙にＮ・Ｃ末端分析する方向に切り換えることにした。当時これができるのは、トリチウム標識Ｃ末端分析法を持つ松尾らだけだったからだ。

キモトリプシンでペプチド結合を限定分解して断片を解析中、奇妙なことが起きた。Ｃ末端１つ（チロシン）に対してＮ末端が２つ（セリンとグリシン）見つかったのだ。チロシン以外にもう１つ、キモトリプシンで切断されたアミノ酸があるに違いない。松尾は、酸に弱く、塩酸で加水分解する工程で壊れてしまうアミノ酸に、トリプトファンがあることに気が付いた。トリプトファンだけは、アルカリ加水分解で定量しなくてはならなかったのだ。こうして松尾は、8種類9個のアミノ酸から成るペプチドとされていたLH－RHが、トリプトファンを含む9種類10個のアミノ酸から成ることを発見した。

複数のパズルを同時に完成させるような難題だったが、松尾は、いくつかのペプチド分解酵素とホルモン活性の関係に基づいて推論と実験を重ねた末、3月までに6個の部分配列を突き止めた。ギルマンを出し抜きたいシャリーがこの発表を急いだが、全部解明せずにこんな中途半端な段階では発表できないと突っぱね、4月にはついに配列候補を2通りに絞り込んだ。

ここまで来たら、あとは2つの候補を実際に化学合成して確認するのが確実だ。松尾は、10日間余り寝食を忘れてみずから合成に取り組み、完成させた第1候補を有村に委ねた。2つ目を合成中に、有村から「LH－RHの生理活性が出た」と吉報が飛び込んだ。こうしてLH－RHの構造が決定されるまで、松尾が消費した試料は50μgにすぎなかった。また、第2候補のペプチドは不活性だった。

『バイオケミカル・アンド・バイオフィジカル・リサーチ・コミュニケーションズ（BBRC）』誌の6月18日号に掲載された論文では、松尾が、文句なく筆頭著者になった。

6月の米国内分泌学会で、シャリーは、ギルマンが座長を務めるセッションで、その構造を発表して、宿敵の目の前で鼻を明かした。ギルマンは、きわめて紳士的に賛辞を送ったが、これで火がつき、第3戦となったソマトスタチン（成長ホルモン放出抑制因子）の構造決定では圧勝を収めた。

ギルマンとシャリーは、1977年にノーベル生理学・医学賞を受賞した。松尾たちの大きな貢献が力になったことは言うまでもない。

性ホルモン増強剤で去勢が起こった

同定されたLH－RHはペプチドとしては短いもので、内因性であるために安全性も高いと見込まれ、合成もできると分かったことで、医薬品として高い可能性を秘めていた。シャリーの元には、製薬会社から共同研究の申し込みが数多く寄せられた。最終的に米国アボット社が開発に名乗りを上げたが、製剤化は、共同開発者である日本の武田薬品の功績となった。

LH－RHは、脳下垂体に作用してLH（黄体刺激ホルモン）とFSH（卵胞刺激ホルモン）を分泌させ、さらにそれが生殖腺に働いて男女の性ホルモンを分泌させる。武田薬品の藤野政彦は、LH－RHを使って排卵促進による不妊症治療薬が創れないかと考えた。ペプチド合成の専門家だった藤野は、LH－RHの活性をさらに高め、体内の分解酵素によっても分解しにくい誘導体をつくろうと、アミノ酸基の置換を検討した。誘導体はいくつも合成できたが、いっこうに

[A]LH-RHの構造

N末端　C末端

Glu—His—Trp—Ser—Tyr—Gly—Leu—Arg—Pro—Gly—NH_2

[B]リュープロレリンの構造

Glu—His—Trp—Ser—Tyr—D-Leu—Leu—Arg—Pro—NH—CH_2—CH_3

エチルアミド

Glu：グルタミン酸
His：ヒスチジン
Trp：トリプトファン
Ser：セリン
Tyr：チロシン
Gly：グリシン
Leu：ロイシン
Arg：アルギニン
Pro：プロリン

図6-1-2　LH-RHとリュープロレリンの構造

活性を上げることはできなかった。

最終的に出来上がったのは、天然ＬＨ－ＲＨの実に80倍もの高活性を示す誘導体で、ＬＨ－ＲＨの6位と10位の2つのグリシン（Gly）に着目した非天然型誘導体への転換によって生まれた（図６－１－２）。

実は、ここに至るまでには失敗が重なったが、藤野は粘り強く原因を突き止め、「けがの功名」と言わしめるほどの鮮やかな逆転劇につなげた。

まず、10位のグリシン・アミド基（Gly-NH_2）が、そっくりNH-CH_2-CH_3に置き換わっている。元々は、藤野が部下に、10位のGlyのところにエチル基（CH_2-CH_3）を付加するように命じた。しかし、その研究者は勘違いして、Glyを付け忘れたまま、9位のプロリン（Pro）のところにエチル基を直接付けてしまったために、偶然生まれた化合物だった。しかし、活性を調べてみると、LH－RHの6・7倍も高く、安定化にも大いに寄与していた。

次に、6位のグリシンは、D－ロイシン（D-Leu）に置換してある。こちらも、藤野からロイシンへの置き換えの指示を受けて、別の部下が試みたところ、活性が50倍に跳ね上がったが、次の機会に再現できなかった。ロイシンは2つの鏡像異性体を含むラセミ体であり、L－ロイシンでは活性は変わらない。D－ロイシンを組み込むと、活性は80倍に上昇した。

こうして、立体構造を変化させたことで、LH－RH受容体に対する親和性が向上し、高活性の誘導体、「リュープロレリン酢酸塩（以下、リュープロレリン）」の合成に漕ぎ付けることができた（図6－1－3）。

ところが、この誘導体を動物に投与してみると、当初数日間は性腺機能が向上したものの、やがて逆に性腺機能が落ちてしまった。活性の高い誘導体につねにさらされると、脳下垂体からLHやFSHが多量に放出されて、LH－RH受容体の供給が追いつかなくなり、受容体数が減少する適応反応（ダウンレギュレーション）が起こっていたのだ。その結果、性ホルモン濃度が低下する、いわば〝化学的去勢〟状態が生じてしまった。排卵促進薬を目指していたのだから、皮肉な結果である。

予想外の出来事に藤野は頭を抱えたが、諦めはしなかった。当時、米国では前立腺がんが増加

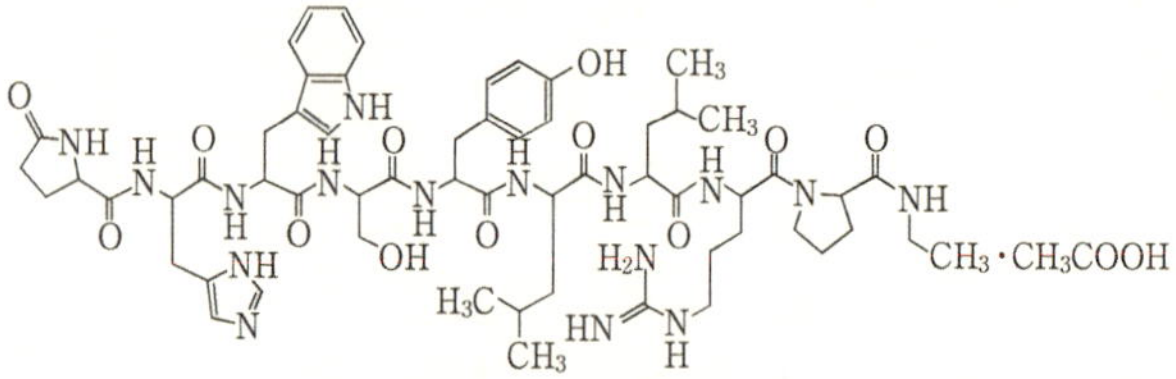

リュープロレリン

図6-1-3　リュープロレリン

しており、治療法が求められていた。１９４０年代には、外科医のチャールズ・ハギンズ（Charles B. Huggins）らによって前立腺がんの患者に対して、がん細胞を増殖させる性ホルモンの分泌を抑えるホルモン療法が見いだされていた。１９６６年にノーベル生理学・医学賞を受賞したほどの大発見だが、精巣を除去する手術をするか、女性ホルモンを投与するという、患者の負担の大きい治療法だった。その代わりに、リュープロレリンの性ホルモン濃度を低下させる薬理作用を活かせば、患者に負担の軽い治療ができるのではないか、というのが藤野のアイデアだった。このアイデアを生かし、リュープロレリンは前立腺がんの治療薬として開発されることになった。性ホルモンに依存するがん細胞を移植した動物に投与したところ、明らかに進行が抑制されることが分かった。

藤野とはペプチド科学仲間であった松尾は、創薬の生みの苦しみをたびたび聞かされていた。「我々は、有力な物質を捕まえたらすぐ薬になると思い込んでしまうが、内因性であるがゆえに化学的去勢のような矛盾も起きる」と、冷静に成り行きを観察していた。

徐放性製剤により効果が持続

こうして、世界で初めての前立腺がん用の注射剤、「リュープロレリン」は、アボット社と武田薬品の合弁会社であるＴＡＰ社より、１９８５年にまず米国で『Lupron』として発売。１９９２年には日本でも『リュープリン』として発売された。発想を転換したことで、『リュープリン』は恩恵の大きい薬となった。精巣除去手術を伴わずともよくなり、女性ホルモンによる女性化も起こらない。患者は生活の質を維持しながら、前立腺がんの治療を進められる（図６－１－４）。

もう一つの大きな特徴は効き目が長いことだ。消化管からはほとんど吸収されないため、飲み薬にはできずに注射剤として開発されており、当初は毎日注射が必要だった。武田薬品では小川泰亮を中心に、月１回の注射で有効性が持続する徐放性製剤を完成させた。必要なときに、必要な部位へ、必要な量だけ薬を届けることができるドラッグデリバリーシステム（ＤＤＳ）技術の研究成果だ。

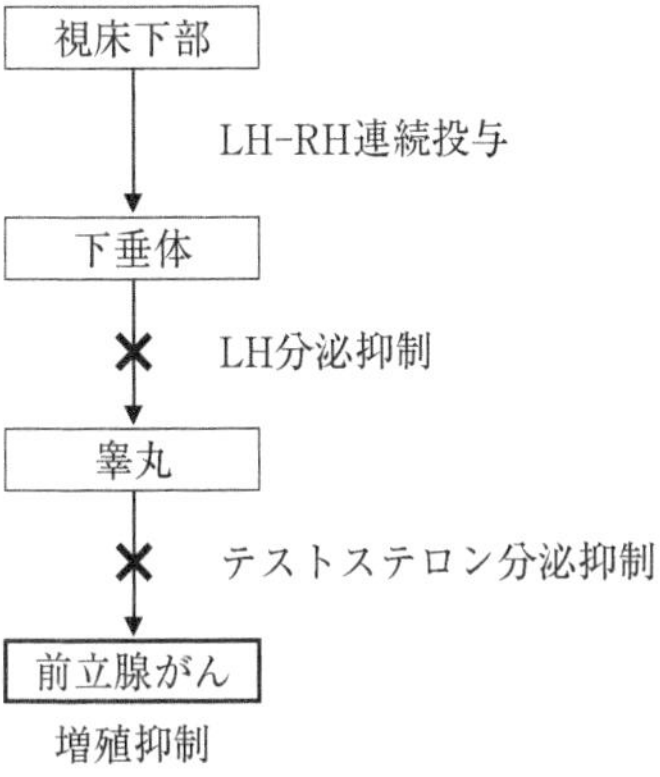

図6-1-4　LH-RH製剤の作用機序（出典：脳とホルモン、松尾壽之編）

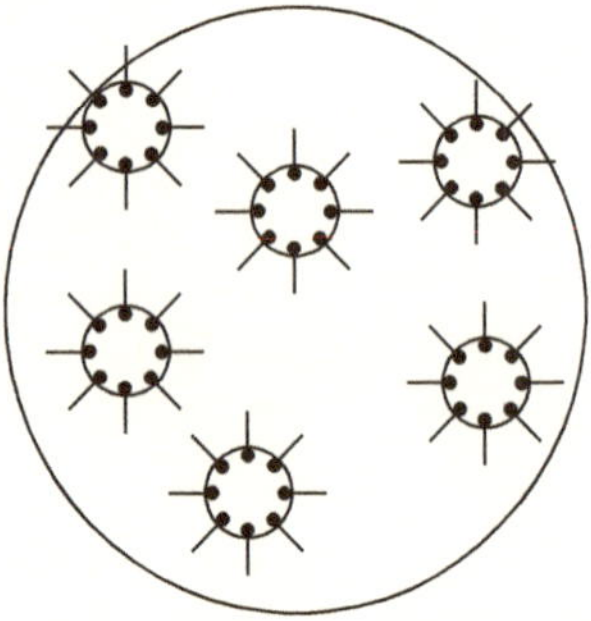

●：リュープリン(R_1－N^+)
－：乳酸・グリコール酸共重合体（R_2－COO^-）

図6-1-5　マイクロカプセルの内部構造（出典：今話題のくすり、日本農芸化学会編集）

その仕組みはこうだ。体内で消失する手術用縫合糸にも使われる乳酸・グリコール酸共重合体を基剤とするマイクロカプセル（約20㎛の径の粒子）に、リュープリンを均一に分散させて封入する（図6－1－5）。この製剤を皮下注射すると、生体内で生分解性の高分子が4週間にわたって徐々に崩壊して一定速度で主薬を放出し、その期間は血中濃度を一定に維持することができる。

初回の投与からごく初期（1～3日間）は、一時的にLHとテストステロンの分泌が促進されて血中濃度が上昇するが、3週間経つころには、精巣を除去したのと同程度にまで低下する。これが前立腺の縮小をもたらし、排尿障害などの症状を改善する。2回目以降の投与では、テストステロン濃度は低いままで維持される。

リュープリンの前立腺がんへの効果は高く、その後、子宮内膜症、子宮筋腫、閉経前乳がん等にも適応が拡大された。TAP社を足掛かりに世界80ヵ国以上で発売される大ヒット商品に育ち、国際戦略品の成功によって武田薬品が右肩上がりの時代を迎えるきっかけともなった。藤野は後に会長にまでのぼりつめた。2002年には、12週間（3ヵ月）効果が持続する製剤も開発されている。

6-2　ハンプ（カルペリチド）
——急性心不全の薬

アミノ酸が連なったペプチドホルモンは、体内に広く存在して生理作用をつかさどる。バイオ医薬品として可能性を秘めながら、血中半減期の短さや合成の難しさから創薬にはつながりにくかった。

脳内ペプチドである性腺刺激ホルモン放出ホルモン（LH-RH）の構造を決定した松尾壽之は、その後、心臓にあるホルモンの構造も突き止めた。この心房性ナトリウム利尿ペプチド（ANP）は、サントリーによって心不全治療薬『ハンプ』（カルペリチド）として製剤化された。

試料を湯通しし分解酵素を失活

「LH-RHは大ばくちだった。脳内ペプチドを系統的に究めるためには、もっときちんと方法論を確立したい」。微量な試料からの構造決定は松尾の独壇場となり、分析法が実用に役立ったことに達成感はあっても、松尾は満足していなかった。

LH－RHの構造決定をきっかけにして、視床下部の内分泌系が分子レベルで徐々に明かされるようになっていた。松尾は1971年に帰国後、大阪大学に戻り、有機合成化学から生化学の研究へと本格的に転じ、1978年に宮崎医科大学（現・宮崎大学医学部）の教授になった。たえず臨床家が側にいる環境は、ヒトの治療や薬に直結させる研究には有利だった。

阪大時代からの弟子の寒川賢治とともに、未知の脳内ホルモンの探索に本腰を入れると、α－ネオエンドルフィンやニューロメジンなど、30以上ものペプチドを次々と同定していった。同時に力を注いだのが、精製法の洗練である。技術の進歩で物量作戦が緩和されつつあったとはいえ、たとえばα－ネオエンドルフィン20μgを精製するのに、3万5000頭のブタの脳を必要としていた。脳研究を推進するためには、実験室レベルでできる精製法を確立しなければならなかった。

クロマトグラフィーにかける前段階では、脳組織をすり潰す。すると、生体内では秩序立って働いていた細胞中のタンパク質分解酵素がランダムに働き出し、ただでさえ微量の目的ペプチドが断片化する。こうなると〝泥の中の砂粒探し〟に陥ることになる。

すり潰す前に、分解酵素だけを的確に失活させる方法はないか。試行錯誤の末、松尾たちが思い至ったのが、加熱処理だった。高分子（分子量1万以上）の立体構造を持つタンパク質は熱変性しやすく、抽出に熱を用いるのはタブーだったが、低分子のペプチドであれば変性の問題は少ない。折しも、家庭に電子レンジが普及し始めていたころで、「チンする」ことも有望視されたが、この実験には不向きであることが分かり、代わりに試みられたのが、〝湯通し〟であった。

薄い酢酸液を沸騰させた中に、細かく刻んだ組織を入れるとサッと色が白く変わり、酵素など高分子のタンパク質は熱によって変性して不溶化するので、タンパク質分解酵素を失活させられる。数分で取り出して沈殿した不溶物を除くと、酢酸溶液の中に目指す低分子タンパク質分画だけを生きた組織に近い状態で取り出すことができるようになった。熱で前処理した試料からペプチドを分画し、さらにスクリーニングする方法を確立するのに、5年あまりかかった。分析機器の性能も向上していたことから、ブタであれば10〜20頭で、構造決定に必要な10μgの試料が入手できるようになった。マウスやラットなど、従来は不可能だった小動物の脳研究も可能になった。250μgのホルモンを得るためにブタ16万頭と格闘した時代は終わりを告げた。

ヒトの心臓から血管拡張ホルモン

新たな方法を試すには絶好のテーマがあった。心臓から分泌されるホルモンだ。長らく単純なポンプ作用しかないと思われていた心臓だが、1950年代には、哺乳動物の心房筋細胞には顆粒が存在し、内分泌細胞中のホルモン貯蔵部位と似ていることが知られていた。１９８１年にはカナダの細胞学者、アドルフォ・デボールド（Adolfo de Bold）らが、ラットの心房抽出物中に、ナトリウム排泄増加を伴う利尿作用と血管拡張作用を持つ物質の存在を突き止めていた。

松尾らはヒトに照準を定め、亡くなった患者の心房組織から、強力な利尿・降圧作用を示す成熟型α－ＡＮＰ（Atrial Natriuretic Peptide：心房性ナトリウム利尿ペプチド）を精製すると、構造決定までを２ヵ月でやり遂げた。化学合成も完了し、構造と活性を確認した後、完全な形で『バイオケミカル・アンド・バイオフィジカル・リサーチ・コミュニケーションズ（ＢＢＲＣ）』誌にα－ＡＮＰの第一報を報告。１９８３年11月に受理され、１９８４年１月13日の発行の日を待っていた。以後、ヒトＡＮＰはｈＡＮＰ（ハンプ）と呼ばれている。

デボールドらは、ラットの心房組織から精製したペプチドの構造を、同誌の12月28日号に発表したが、そのアミノ酸配列は未決定の部分を含む不完全なものであった。当時のＡＮＰ研究の競争の激しさをうかがわせる。

その後、松尾らは、ヒトには、α－ＡＮＰ（アミノ酸28個）、β－ＡＮＰ（同56個）、γ－ＡＮＰ（同１２６個）の３種類があることを突き止め、そのすべてを同定し、さらに前駆体のｃＤＮＡ配列も決定した。

ＡＮＰは、心房組織から精製されたペプチドであり、医薬品としての可能性が期待されていた。松尾が3種類のANPをすべて同定したことで、創薬のシーズは揃ったことになる。この先の開発は製薬会社のベテランに託された。

オールジャパンで創薬を目指す

1965年に発売された『ラシックス』（フロセミド）は、ループ利尿薬という種類の薬で、降圧薬として用いられており、安価な薬として売り上げを伸ばしていた。片や、ペプチドは高価なうえに、分解しやすいので経口剤としては使えず、圧倒的に不利だった。食指を動かしてくる製薬会社は多かったが、実際に手を挙げる企業はなかった。そこに、強者が現れた。

松尾の東大薬学科の先輩であり、酒造業のサントリーに乞われて、生物医学研究所を立ち上げた野口照久だ。在学中に日本曹達にスカウトされて農薬開発をリードした後、帝人に移って生物医学研究所を創設。さらにサントリーに招かれるという経歴を持ち、人一倍向こう気が強かった。「創薬」は、「新薬開発」に替えて、野口がつくった造語として知られる。野口は、ANPが体内の水分調節という生体にとっての本質的な働きを担っていることに可能性を見て取った。創設間もないサントリーの生物医学研究所は、大学と同様に研究志向が強く、初めての自社創薬として、単純な降圧薬ではない新しい薬の開発を模索していた。

臨床家も加わった。九州大学から国立循環器病センター（当時）病院長に転じていた尾前照雄

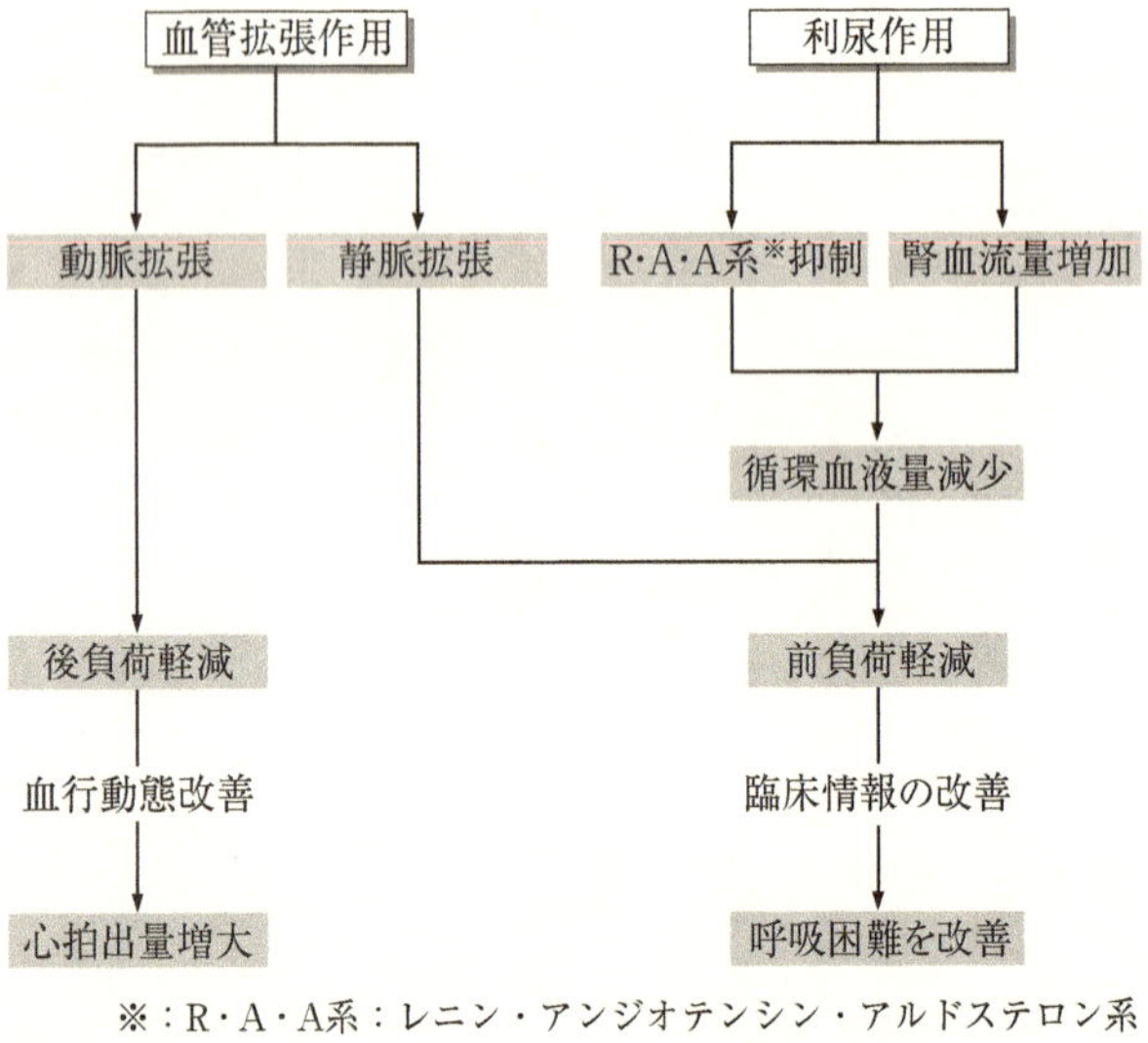

図6-2-1　カルペリチドの作用と効果（出典：脳とホルモン、松尾壽之編）。動脈・静脈の双方の血管を拡張する作用があり、利尿作用も加わる。動脈拡張作用が心拍出量増大を促し、静脈拡張と利尿作用が呼吸困難を改善する。図中の「前負荷」とは心臓が収縮する直前にかかる負荷で、「後負荷」とは心臓が収縮を開始した直後にかかる負荷を指す。双方を改善することで、心臓の負担を軽減する

だ。宮崎医科大学の初代学長となっていた勝木司馬之助の跡を継いで、脳卒中の原因究明から発展した疫学研究を率いたことでも知られる。尾前は、松尾の仕事に強い関心を寄せ、循環器内科のみならず、腎臓内科、心臓外科、基礎医学の研究者も集め、厚生省（当時）の班会議を立ち上げた。「海の物とも山の物とも分からないが、日本で生まれた物を、日本で何とかしよう」と、総力戦だった。

心臓の負担を抑えつつ保護する薬

ＡＮＰには動脈・静脈の双方を開く作用がある。心臓に入る側の静脈を開き、出る側の動脈も拡張すれば、心臓の負荷が減る。ナトリウム排泄による塩濃度の調節作用とも相まって、心臓を保護する薬として使えるのではないか、というのが臨床家たちの見解だった。具体的には心不全などに対する薬である（図６－２－１）。事故などの多量の出血時やがんの末期などでも、心臓への負担を抑えつつ生命を維持できるとみられた。

内因性のホルモンであるがゆえに、ＬＨ－ＲＨによる去勢のように、思わぬ副作用がある可能性もある。心不全という危機的な病態に用いるには、投与法も慎重を期さなければならない。そのため、生理食塩水やブドウ糖などの輸液で希釈して持続的に点滴静注で用いることになった。

１９８４年、松尾たちは遺伝子のクローニング（複製）に成功して合成による大量生産法を確

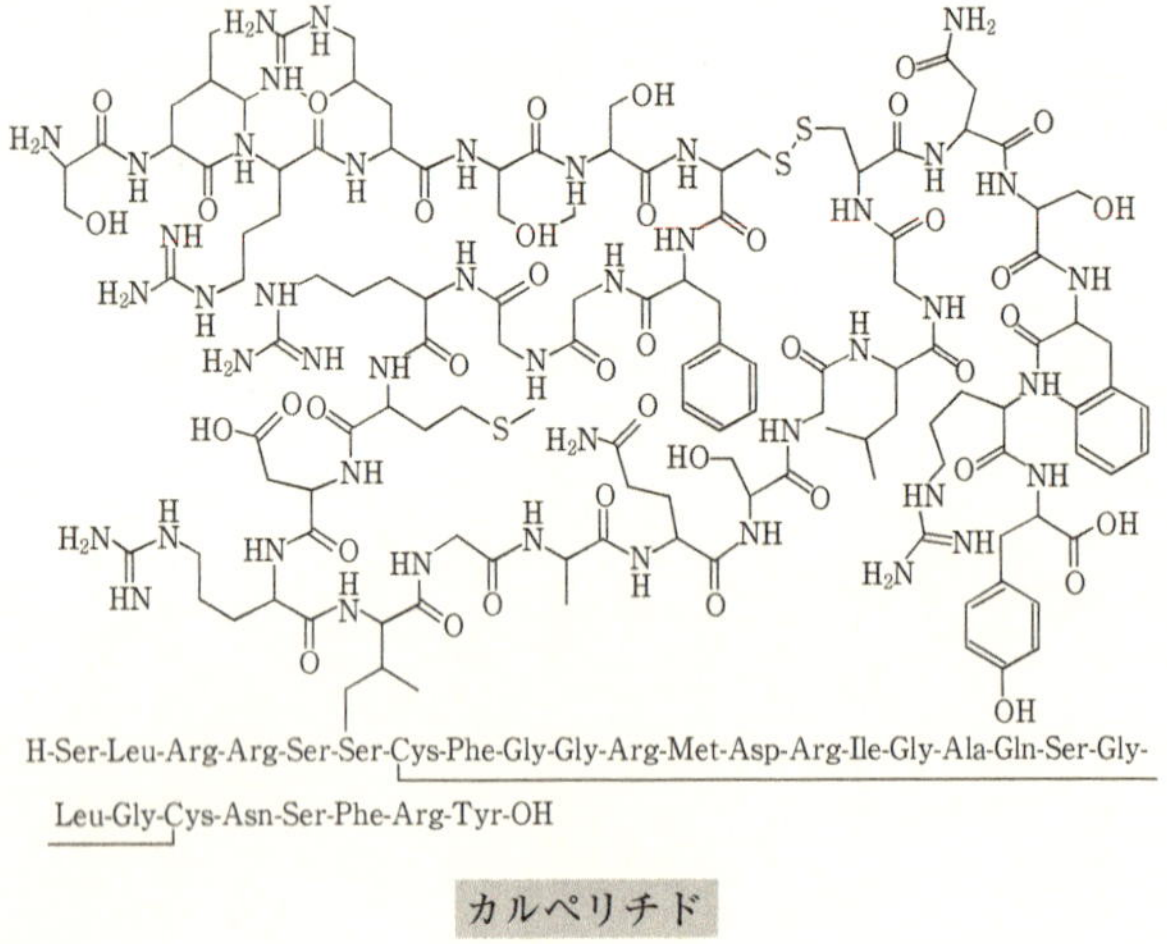

図6-2-2　カルペリチド

立、1986年には治験が開始された。そして1995年、遺伝子組み換えによるα型ヒト心房性ナトリウム利尿ペプチド製剤『ハンプ』（カルペリチド）として、世界に先駆けて発売することができた（図6－2－2）。

2006年に「急性心不全治療ガイドライン」が改定されて以降は、第一選択薬として、急性心不全に対して最も処方される薬となった。サントリーが医薬品から撤退した後は、第一三共が販売している。日本で生まれた物質を何とか薬にしたいという執念で、新たな活路を見いだし、特許申請段階から産学共同で粘り強く歩んだ成果だった。

脳の利尿ホルモン測定を診断に

松尾らはその後、1988年にANPときわめてよく似た構造と作用を持つホルモンが、ヒトの脳にも存在することを突き止めた。脳（brain）に由来するので、「脳性ナトリウム利尿ペプチド」（Brain Natriuretic Peptide：ＢＮＰ）と名付けられたが、微量ながら、心室からも分泌されることも分かっている。

前年、まずブタの脳でこのホルモンがあることを発見した松尾らは、これを〝餌〟にしてヒト脳内のホルモンと結合させ、目指す遺伝子を釣り上げた。アミノ酸26個の配列を決定すると、化学合成にも成功し、成果は『ネイチャー』誌3月3日号に掲載され、ＢＮＰ研究ではほとんど独走の感があった。

ところが、特許で思わぬ伏兵に不覚を取り、製剤化はサイオス（Scios）社によって米国でなされ、１９９９年、遺伝子組み換えＢ型ナトリウム利尿ペプチド（ＢＮＰ）製剤『Natrecor』（ネシリチド）が、鬱血性心不全の短期間の治療薬として発売された。米国は、先行する日本発のハンプの上陸を阻止して国内発売をしておらず、そこにＢＮＰが投入されて市場を開いた。「新薬への貪欲さが違う。研究では我々が先行したが、創薬で負けた」と松尾は振り返る。

１９９０年、松尾らは、中枢神経系や血管内皮に存在する「Ｃ型ナトリウム利尿ペプチド」（ＣＮＰ）を発見した。Ａ、Ｂ、Ｃの3種類は「ナトリウム利尿ペプチドファミリー」と総称される（図6－2－3）。

臨床現場での研究が進むと、ＡＮＰやＢＮＰの血中濃度は、心臓への負荷に応じて上下するこ

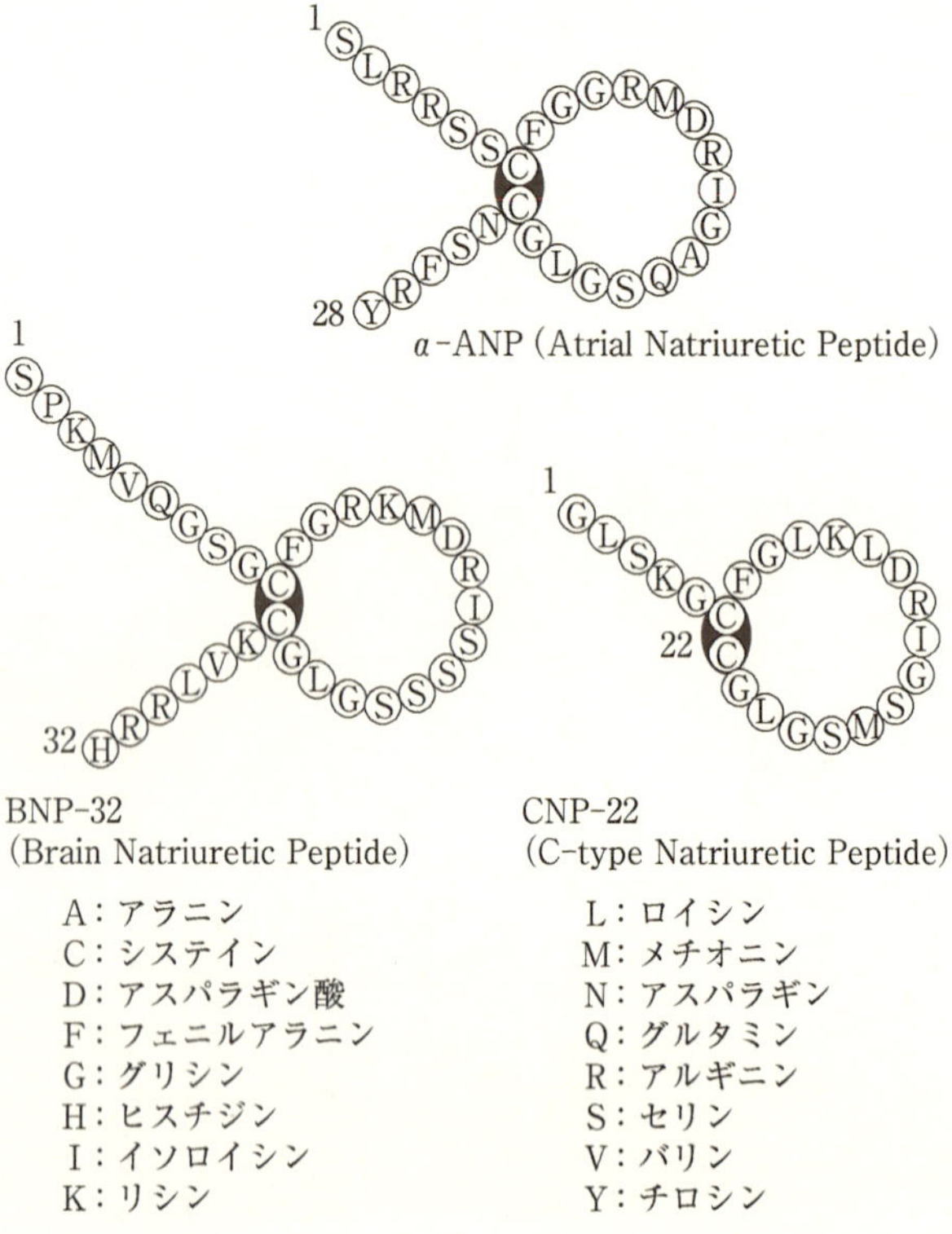

図6-2-3　ANP、BNP、CNP（ナトリウム利尿ペプチドファミリー）

とが明かされ、それらの値を測定する体外診断薬ができてきた。ＡＮＰ値は、体液量を反映しやすいため、浮腫（むくみ）を伴う疾患の診断に用いられている。鬱血性心不全、高血圧、腎不全、心筋梗塞であれば高く、尿崩症、甲状腺機能低下症、脱水、食塩摂取制限時には低くなるという具合だ。

一方、ＢＮＰ値は、心不全の重症度の指標となるので、心臓の機能を見るために用いられており、近年は、メタボリックシンドロームなどにおいても、ＢＮＰ測定の有用性が見いだされている。

また、ＣＮＰは、心筋梗塞のほか、骨伸長促進作用にかかわっていることが明らかになっており、軟骨無形成症の治療薬が研究されている。

がん予防にも心臓ホルモンが効果

よくよく考えれば、『ハンプ』は不思議な薬だ。心不全になると体内で増加するホルモンであるにもかかわらず、さらに補充する形で投与することが治療になっている。内因性の物質ならではの絶妙の調節といえるかもしれない。

さまざまな方法について、習い、疑い、そして、泥臭いともいえる、地道なブレークスルーで乗り越える。かつて「ペプチドは薬にならない」というのが常識だったが、松尾はそれさえも超越した。みずから見つけ出したペプチドの生理作用について研鑽を重ねるとともに、宮崎医大の学長や国立循環器病センター研究所長を歴任して、後進を育てた。

一番弟子の寒川らは1999年、ラットの胃から、強力な成長ホルモン分泌促進作用などを示すペプチドホルモンを単離して、構造決定に成功した。ヒトの胃にもほぼ同じ物質があることを突き止め、グレリンと名付けた。このホルモンから、心不全や摂食障害などの治療薬を目指した研究も熱心に進められている。

2012年、さらに地平が広がった。国立循環器病研究センターの研究所長になっていた寒川らが、心臓から分泌されるホルモンであるANPが、血管を保護することによって、さまざまな種類のがんの転移を予防・抑制できることを明らかにした。ハンプを投与したがん患者では、明らかにがんの再発が少なかった。がんが心臓に転移しない理由は長年の疑問とされていたが、ホルモンの恩恵があるというのは、それに答える成果だ。元来誰もが体内に持っているホルモンであるために、安全性が高く、副作用の強い従来の抗がん剤よりも使いやすい。今後、適応拡大に向けた治験が計画されている。

時は移ろい、分離・精製技術が発達し、数マイクログラムの試料があれば物質の構造が決められる機器も登場しているが、松尾が新しい領域を切り開いた功績は計り知れない。

6－3　インターフェロンの発見
——ウイルス肝炎治療薬・多発性硬化症治療薬・抗がん剤

ウイルスなどの病原体に感染すると、生体内では自己防衛機能が働く。病原体と戦う抗体をリンパ球がつくり出すためには、情報伝達分子の存在が欠かせない。後にサイトカインと命名されたこうした情報伝達タンパク質のうち、最初に発見された物質は、その作用から、干渉する・じゃまをする（interfere）という単語に因んで、「インターフェロン」と名付けられた。

その後の研究から、インターフェロンには、いくつものタイプがあること、抗ウイルス作用、抗腫瘍作用、免疫系への作用という、大きく3つの作用があることが突き止められた。3つのタイプのインターフェロンが薬として用いられるようになり、α型はウイルス肝炎などの治療薬に、β型は多発性硬化症の治療薬に、γ型は腎がんや成人T細胞白血病、悪性リンパ腫などの治療薬になり、それぞれ製剤化されている。

インターフェロンの最初の発見は１９５０年代にさかのぼり、英国人研究者が１９５７年に発見したとされている。しかし、その3年前、長野泰一と小島保彦が報告したウイルス干渉因子こそは、まさにインターフェロンそのものであった。

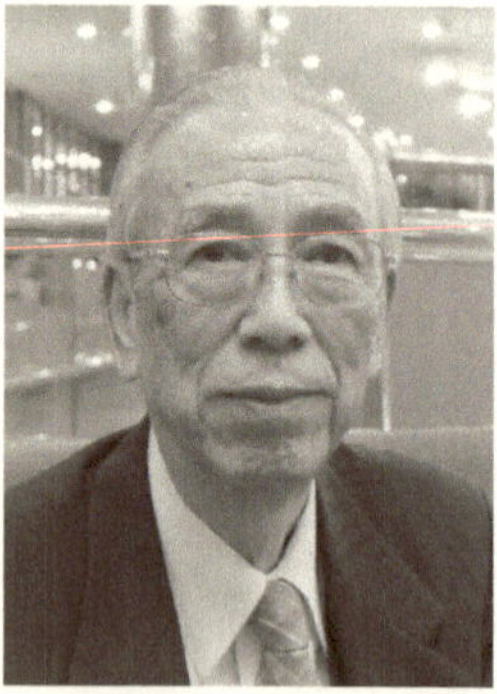
小島保彦

角膜や皮膚で牛痘ウイルスが効果

小島保彦は、終戦の前年に父を失い、父の友人の勧めで衛生兵を目指し1年制の東京衛生技術者養成所に入所した。教員には一流研究者が多く、東京帝国大学伝染病研究所（伝研）助教授だった長野泰一から細菌学を学んだ。長野は、生涯を通じての恩師となった。

終戦で衛生兵を目指す方針は頓挫し、1950年に長野の助手として伝研に入所した。感染症が猛威を振るっていた時代で、天然痘やジフテリア、日本脳炎などの対策は喫緊の課題であった。当時の伝研は、研究に加えて、ワクチンづくり、検定という重責を担っていた。

伝研での最初のテーマは、ジフテリア菌のトキソイド（変性毒素）の研究だった。入手可能になった海外の文献などを頼りに、従来の肉汁培地に替えて、トリプシン消化した培地、ブタの胃袋を酸で自己消化した培地を等量混合した結果、単独培地ではできなかった、当時世界最高効率での毒素産生に成功。小島は20歳そこそこで最初の研究論文を発表した。

さらに、ジフテリア菌がペニシリン産生菌と同じく好気性菌なのを利用し、静置培養法から、容器に振盪を加える培養法に切り替えるなどの工夫で、1週間かかっていた培養時間を1日半に短縮した。

生化学者、三橋進の教えを受けて毒素産生メカニズム解明に深入りすると、学力不足を痛感し、東京理科大学化学科に進学。仕事との両立という重責から小島は結核を病んだが、長野の親身の支えもあって、無事卒業した。その後、三橋が米国留学すると、長野が直接、小島の指導をすることになり、ウイルス研究への転換を打診されると、その道に進んだ。

長野から最初に与えられたテーマは、天然痘予防のための精製紫外線不活化ワクチンの作製だった。種痘は、天然痘予防に優れた効果を上げていたが、生ワクチン（ウイルスワクチン）は副作用や皮膚に接種の傷跡が残るという問題があった。そのため不活化ワクチンが求められていたが、当時はウイルスワクチンを精製することはまだ行われていなかった。ウイルスの不活化は、加熱したり、石炭酸やホルマリンなどのタンパク質変性剤を用いて、抗体の生成を弱めても体内で増殖しないようにしていた。紫外線はウイルスのタンパク質よりも生命体の核酸をより選択的に不活化するので、自然感染に近い状態の抗体が得られると考えられていた。

長野の研究室では、学位論文を目指す臨床医たちの実験が活発だった。眼科医はウサギの角膜を、皮膚科医は皮膚を用いて、不活化牛痘ウイルスのワクチン効果を調べていた。

牛痘ウイルスをウサギの睾丸に植え5日経つと黒褐色にはれる。それを採取して培養溶液を加えて均質化し、それを遠心分離機にかけて上澄みを除いた物をワクチンとするという粗い方法だった。そこで不思議な現象が見つかった。ウサギの角膜あるいは皮膚に、紫外線で不活化した牛痘ワクチンを接種し、次いで生きた牛痘ウイルスを同じ部位に植えると、ウイルスの増殖が抑えられた。生きたウイルスを先に接種しても、増殖はきれいに止まった。

免疫で抗体が産生するには1週間から数週間が必要だという当時の常識を覆す結果だった。臨床医は博士号を得ればよかったが、小島は、なぜそんなに早く効果があるかを追い続けていた。

紫外線照射にも安定な分子

精製前の粗いウイルス材料を用いて追試をすると、つねに成功した。ただ、研究室での方法はウイルスの大量精製には向かなかった。折よく、米国で発売されたばかりの冷却装置付き低温真空超高速遠心機が伝研に導入された。この遠心機を使い、上澄みを捨て、底に白く沈んだ精製されたウイルスを採取して、それに紫外線を当てた物をワクチンとした。

ところが、そうやって精製したワクチンの中から、しばしば効果のないものに遭遇した。それから3ヵ月近く、小島は、紫外線ランプを新調したり、照射距離や時間を変化させたり、紫外線に含まれるオゾンを除いて紫外部の単一波長を出すため、水晶板で囲まれた水プリズム等を用いてみたりしたが、効果の恒常性は得られなかった。また、ウサギの睾丸ではウイルスの生産量に限りがあるので、ウサギの皮膚に植える方法を試した。皮膚苗では3日に短縮できたが、5日かける睾丸苗より効果が弱かった。孵化鶏卵の漿尿膜でも培養してみたが、さっぱり効かなかった。

当時は、ウイルス粒子自体が、感染防御や干渉現象を起こしていると考えられていた。小島は原点に戻り、つねに効果のあった精製していないウイルスに紫外線を照射し、その後に超高速遠心機にかけ、沈殿したウイルス粒子だけでなく、上澄みも実験に用いてみた。

すると、驚いたことに、ちょうどウイルスが感染力を失う6分の紫外線照射ではウイルスも上澄みも効果を示した。さらに、10～15分照射すると、沈殿したウイルス粒子には抑制効果がないのに対し、上澄みでは効果を示したのである。ウイルスは紫外線に対して不安定である一方、上澄みには紫外線照射に対しても安定な「可溶性の因子」が含まれていることに、小島は初めて気づいた。

小島は、「ウイルス粒子以外の感染阻止物質」発見を、1954年、東大で行われた第2回の日本ウイルス学会総会で発表した。長野は同年、日仏生物学会においてフランス語で報告し寄稿もしているが、「遠心分離機にかけてウイルス粒子を取り除いた上澄みに、ウイルスの増殖を抑制する何物かがある」という控えめな表現だった。1955年には、日本ウイルス学会誌にも「ウサギ皮膚の実験的牛痘ウイルス感染に及ぼす同種不活性ウイルスの阻止作用」という小島らの論文が掲載された。

ウイルス増殖に干渉する因子

１９５６年、伝研より米国に留学中の本間遜から小島に手紙が届いた。英国のアリック・アイザックス（Alick Isaacs）とジーン・リンデマン（Jean Lindenmann）が、よく似た物を研究しているという内容で、小島はその論文を長野に渡した。

アイザックスらは、ウイルス増殖に起こる干渉現象を解明しようと、加熱して不活化したインフルエンザウイルスを孵化鶏卵の漿尿膜で培養した物を用いていた。干渉とは、1つの細胞に2種類のウイルスが感染すると栄養源を奪い合い、どちらか一方あるいは両方の増殖が抑制される現象で、免疫では説明できない。彼らは、そこにウイルス粒子とは異なる可溶性因子がかかわっていることを解明、ウイルス増殖に干渉する（interfere）因子に、「インターフェロン（Interferon、ＩＦＮ）」と命名した。

長野は、ウイルス干渉だけではない、多彩なメカニズムがあると唱えており、その物質をインターフェロンと呼ぶことには反対していた。また、ワクチンの研究からスタートしていることもあり、自分たちが見つけた因子を「ウイルス抑制因子（inhibiting factor：ＩＦ）」と呼ぶことにこだわった。長野も小島も、ＩＦＮとＩＦは同じ物だと早くから見抜いていた。

しかし欧米では1970年代に入っても、IFNとIFは似て非なる物とされていた。その理由として、大きく4つ指摘されていた。すなわち、①ウサギで作製したIFが同種であるウサギでIF抗体をつくる、②ウサギIFがマウスやニワトリなど異種の細胞でも効果を発揮する、③IFNはタンパク質であるのにIFは本体が多糖である、④IFには牛痘ウイルス以外のウイルスに対する抑制の報告がない、といったものだ。

1970年代に、インターフェロンが、統一した国際単位で表されることになると、小島らのIFは33万国際単位と、アイザックスらのインターフェロンが100単位であるのに比べ驚くほど高かった。

1980年代になるとインターフェロン製剤による治療が実用化し、ヒトで100万～200万単位が使われるようになった。それにより、IFは、③を除けば、すべてが今日のインターフェロンの定義に当てはまると分かった。③については、1960年代半ばのIFの本体が多糖との発表は誤りだった。IF（糖タンパク質）にPh4・0という特殊な状態の電気泳動をかけた時のみ、糖とタンパク質分子が分離した。糖の意義は、今日でもはっきりしていない。

今では、1954年に小島らが突き止めた因子こそがインターフェロンだったと認知され、彼らは発見者として名を連ねている。研究が進み、1975年ごろまでには、産生する細胞の違いなどから、インターフェロンは大きくα型、β型、γ型と3つに分類されるようになった（図6

	α	β	γ
構成アミノ酸数	165, 166	166	146
サブタイプ	約20種	1	1
遺伝子の位置	9番目染色体	9番目染色体	12番目染色体
pH 2安定性	安定	安定	不安定
主な生産細胞	リンパ球	線維芽細胞	T細胞
種特異性	あり	あり	厳密にあり
生産のされ方	3～12時間	3～12時間	3～24時間

図6-3-1　インターフェロンα、β、γ型の一般的な性状（出典：臨床とウイルス　vol37, No5, インターフェロン、今西二郎、扇谷えり子）

-3-1）。その中で、小島らが最初に発見したのは、α型のインターフェロンであった。長野の最初の論文がフランス語であったために、アイザックスをはじめ、他の研究者の目にもとまりにくかったことが、IFが先陣争いから脱落した理由と考えられた。

長野は、インターフェロンの研究で、1981年に恩賜賞・日本学士院賞を受賞している。1998年に亡くなる1年前、小島に手紙を寄せ、最初のころの実験ノートに基づいて経緯をもっと明確にしてほしいと託した。実は、アイザックスから小島への共同研究の申し込みがあったが、それもすべて長野が却下していた。

小島は、慕う長野の下で黙々と実験を続け、1967年に伝研を定年になった長野とともに北里研究所に移籍し、後に研究部長を務めた。

北里で漢方に魅せられた小島は、1972年に日本で最初の東洋医学総合研究所設立を機に、体内で自分のインターフェロンを誘発する安全な因子を求め、漢方生薬200種類あまりをスクリーニングする中から見つけ出した。今も、それを予防医療へ応用する道を模索している。

四半世紀を経て薬に

外部からの攻撃に対して、生体が防御物質をつくり出すというのは、きわめて合理的な現象で、インターフェロンは〝がんの特効薬〟〝夢の薬〟と、早くから期待を集めた。しかし、薬になるまでにはいくつもの課題を克服しなくてはならず、発見から四半世紀の年月を経ることになった。

研究の初期は、遺伝子工学が確立する前であったため、いわゆる天然型インターフェロンが中心だった。インターフェロンはきわめて微量でも活性があるため、純粋な物の精製法を確立するのが難しかった。加えて、ヒトのインターフェロンはヒトにしか作用しない種特異性があるうえ、薬としてどう使うかがあまり明確でなかったために、動物実験が進めにくかった。

やがてα、β、γの3つのタイプがあることが突き止められ、純度が高いインターフェロンの精製技術も確立されつつあった。1979年には、谷口維紹が世界で初めてその遺伝子を捉え、遺伝子組み換え技術で、IFN-βの遺伝子（cDNA）を大腸菌に組み込ませて大量培養に成功した。さらに、インターフェロン系の調節因子であるIRFも同定した。

1983年にドイツで、ロシュ社により、世界で初めてのインターフェロン製剤として、IFN-α製剤『ロフェロンA』が白血病やB型肝炎の薬として承認された（日本発売は1988年）。日本では1985年、膠芽腫（脳腫瘍の一種）と皮膚悪性黒色腫（皮膚がんの一種）の治療薬として、東レが開発した天然型IFN-β製剤『フエロン』が発売された。国内初のインターフェロン製剤であるのみならず、細胞大量培養技術などを駆使してつくられた生物学的製剤としても、初めての国産品である。その後、ウイルス性のB型肝炎・C型肝炎などの適応が追加されている。

α、β、γを合わせて、多くの製剤が国内でも発売されている。薬害で問題になったC型肝炎などでも、インターフェロンによる治療でウイルスが陰性になり、根治に至る人が増えている。

第7章

分子を狙い撃つ抗体医薬へ

7-1 アクテムラ（トシリズマブ）

——自己免疫疾患の進行を抑える薬

生体には本来、外部からの異物の侵入に対して自分の体を防御する免疫機能が備わっている。その免疫機能が自分の臓器を攻撃してしまう病気を自己免疫疾患という。関節リウマチは自己免疫疾患の代表的なもので、40～50代で主に手足の関節の痛みから始まり、何年もかけて軟骨や骨の破壊が進み、関節機能が低下して日常生活動作に支障を来すようになる。日本には70万人以上の関節リウマチの患者がいる。

原因はなお不明で、20世紀に入っても長らく、消炎鎮痛薬やステロイドなど、痛みやはれを和らげる対症療法しかなかった。1970年以降、新たに免疫系に働きかける抗リウマチ治療薬が登場して、一定の効果を上げるようになった。20世紀の終わりからは、さらに劇的な変化がもたらされている。骨を破壊する細胞（破骨細胞）の働きを促す情報伝達をしているタンパク質（サイトカイン）をターゲットとした分子標的治療薬が、相次いで開発されたのだ。

最初に世に出た関節リウマチの分子標的治療薬は、腫瘍壊死因子の一つ、TNF-αの働きを阻害するものだった。大阪大学の岸本忠三らが、インターロイキン6（IL-6）という、異なるサイトカインを発見。中外製薬がこれを受けて開発を進め、2005年にIL-6の働きを阻害する『アクテムラ』（トシリズマブ）が発売された。

これらは、遺伝子工学技術を駆使して、生物が産生するタンパク質を利用してつくり出される生物学的製剤であるため、高価な薬となる。しかし、関節炎を和らげる効果が高いだけでなく、高い確率で関節破壊の進行を阻止し、最終的に薬が不要になる人さえいる。骨の修復までが可能であるとさえいわれるようになった。

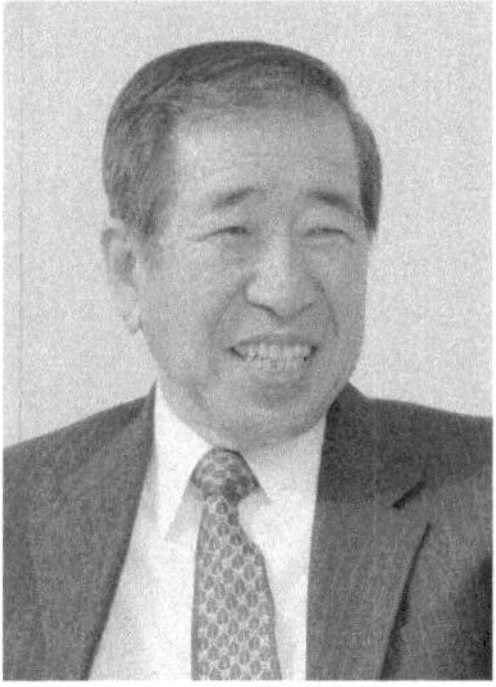

岸本忠三

分子標的治療薬の中で、免疫機能において抗体が抗原を認識する特異性を利用した薬剤を「抗体医薬」という。アクテムラは、日本発の抗体医薬第1号として、先鞭を付けることにもなった。現代は、遺伝子解析技術の進歩で多くの抗原分子が解明されており、がんや感染症、免疫疾患の治療に抗体医薬の開発が進められている。

B細胞誘導因子を突き止める

子どものころの岸本忠三は病弱で、野口英世などの伝記に触発されて医学研究の道を志していた。しかし、高校時代には、1949年にノーベル物理学賞を受賞した湯川秀樹へのあこがれが募り、気持ちはすっかり理論物理学に傾いていた。進路を巡って父と口論になったが、最後は、医学部に進めず中学教師になった父の意をくんで、1958年に大阪大学医学部に入学した。

5年生のとき、日本の免疫学の泰斗である山村雄一から、自己免疫疾患についての講義を受けた。山村は、結核の症状は、結核菌の感染をきっかけにした免疫の過剰反応から生じていることを突き止めており、病気の原理にまで踏み込んだ内容に魅せられた岸本は弟子入りを乞うた。

当時は、免疫学の揺籃期にあった。血液など体液中の抗体活性を持つタンパク質は、免疫グロブリンと総称されていたが、1種類でなく、IgG、IgM、IgAなどがあることが知られていた。1958年にロドニー・ポーター（Rodney R. Porter）とジェラルド・エデルマン（Gerald M. Edelman）によって、抗体がY字型の4本鎖（H鎖2本、L鎖2本）の基本構造を持つことが解明されていた（1972年にノーベル生理学・医学賞受賞）。しかし、抗体はなぜできるのか、どの細胞がつくるのか、なぜ外敵から体を守る免疫系が自分の体を攻撃するのか……など、まだ未解明なことばかりだった。

岸本は1964年に医学部を卒業すると、3年間は、内科の診療と基礎研究を掛け持ちしていた。病棟では、難病の患者に多く遭遇した。リンパ球ががん化してIgM（免疫グロブリンM）抗体が異常に産生される骨髄腫の患者は、それを除去するために血液を交換する治療が必要だった。その血液からIgMを精製して構造を決めたのが、学位論文になった。

ただ、患者の容態が悪化し日々亡くなっていく中では研究との両立は難しいと、基礎研究に専念させてもらうことにした。

米国ジョンズ・ホプキンズ大学にいた石坂公成は、1966年に新たにIgE（免疫グロブリンE）抗体を発見し、アレルギー疾患を持つ患者の血液中でその濃度が上昇することを突き止めており、アレルギー研究で世界をリードしていた。岸本は、石坂の下で免疫学を究めたいと、1970年に渡米した。

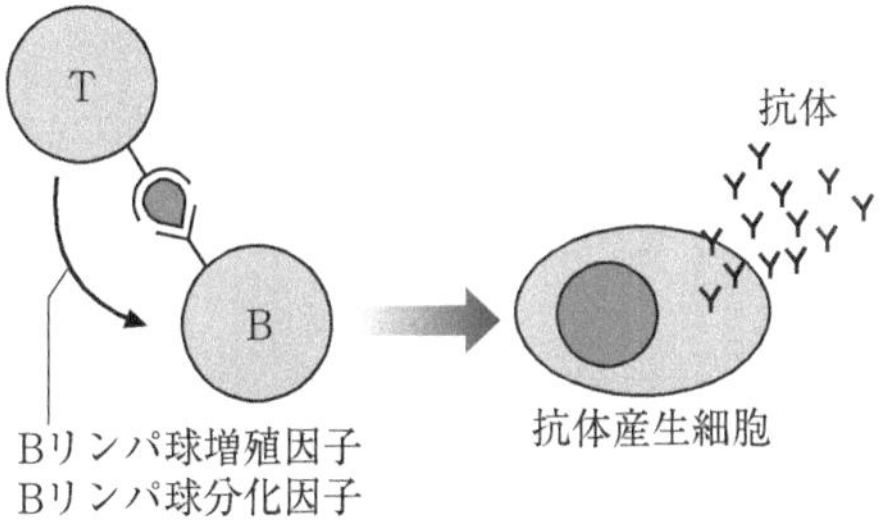

図7-1-1　Bリンパ球とTリンパ球の相互作用を媒介する分子（出典：免疫難病の克服をめざして、岸本忠三）

当初、抗体をつくる免疫細胞は単にリンパ球と呼ばれていたが、実はBリンパ球（B細胞）とTリンパ球（T細胞）の2種類あり、抗体をつくるのはB細胞だと分かってきた。当時の世界のトップレベルの研究者たちは、こぞってT細胞の役割を解明しようとしていた。

「B細胞が抗体をつくるために、T細胞は何らかの因子を放出している」という仮説を立てて、岸本らは研究を開始した（図7-1-1）。T細胞の培養液を刺激して、その上澄みを

B細胞の培養液に加え、抗体が産生されるかどうかを調べた。実験を始めて2年後、ついに目指す抗体を検出した。次は、何とかして、その分子の正体を捉えたいと思った。

岸本は1974年に帰国すると、阪大に助手として戻った。最新鋭の機器が揃っていた米国に比べて研究環境は見劣りしたが、石坂の研究室でやり残した〝宿題〟へとみずからを駆り立てていった。

岸本の研究に関心を寄せたのが、世界最高峰のがんの臨床・研究を誇るニューヨークのメモリアル・スローン・ケタリングがんセンター研究所長のロバート・グッド（Robert A. Good）だった。1968年に世界で初めてヒトの骨髄移植に成功したグッドは、岸本の大学が夏休みの3ヵ月間、研究所に招いて自由に研究をさせてくれた。研究所では、T細胞やB細胞が大量に増殖した白血病患者のがん細胞を収集しており、研究に用いてよいとのことだった。

岸本は、B細胞の中に、T細胞を加えて培養するとIgG（免疫グロブリンG）抗体をつくり始める特殊な細胞株があることを発見。1978年2月23日号の『ネイチャー』誌に報告したこの研究が、T細胞が放出する因子の解明への足掛かりとなった。

1979年、39歳で阪大の教授になった岸本は、1982年に新設された細胞工学センターに移ると、同僚となった分子生物学者の谷口維紹に最先端の遺伝子工学技術の教えを受けながら、目指す分子の遺伝子の塩基配列を明らかにしようと試みた。やがて、T細胞が免疫反応を調節するために放出しているサイトカインは少なくとも2つ以上あることを突き止めた。

岸本らはその1つを追っていった。助教授だった平野俊夫が中心になって、数百リットルものT細胞の培養液から100万分の1gのタンパク質を精製するという根気の要る作業から進めなくてはならなかった。

1985年秋、かつて阪大の同僚だった京都大学の本庶佑が、あるサイトカインのタンパク質をコードする遺伝子の配列を同定したと発表した。後れを取った岸本は大きく落胆し、それと同じものを追っているのではないかと疑心にさいなまれながらも、半年遅れでタンパク質の遺伝子の単離・同定に漕ぎ着けた。幸運なことに両者の発見は別物であり、日本発の研究結果はともに1986年11月6日号の『ネイチャー』誌に掲載された。

白血球（leucocyte）から分泌される一群のサイトカインは、後にインターロイキン（interleukin）と総称され、発見の順番から、本庶が同定したB細胞の刺激因子、増殖因子は、それぞれ「インターロイキン4（IL-4）」「インターロイキン5（IL-5）」、そして、岸本らが同定したのは分化誘導因子で、「インターロイキン6（IL-6）」と命名された。

今の時代なら電子メールかもしれないが、岸本の元には、これに注目した世界中の研究者からファクスが殺到した。「今まで異なった名前で呼ばれていた因子は実はIL-6ではないか」「遺伝子を分けてほしい」という申し入れだった。

そこから世界中でＩＬ－６に関する研究が一気に進んだ。岸本らは、１９８８年にはＩＬ－６の受容体を単離し、１９９０年にはＩＬ－６とＩＬ－６受容体が結合した後に細胞内のシグナル伝達を担うタンパク質ｇｐ１３０も同定、ＩＬ－６遺伝子の発現についても解明していった。岸本は、１９９０年代に世界中で最も論文が引用された10人の一人になった。

病気との関連が深いＩＬ－６

ＩＬ－６の働きは単に情報伝達にとどまらず、ＩＬ－４やＩＬ－５に比べると、とりわけ病気とのかかわりが深いサイトカインだった（図７－１－２）。岸本はそれを幸運だったと受け止める一方で、自分が臨床医出身で病気というものをよく知っていたことが、おもしろいと思えた理由だったとも感じている。ともあれ、それは、後の創薬という点では好都合だった。

たとえば、骨髄腫は、本来、病原体と戦う抗体をつくるはずのＢ細胞由来の細胞ががん化して増殖を繰り返す病気だが、がんを大量に増殖させ続ける分子を精製してみると、それはまさにＩＬ－６だと分かった。白血球由来とされてインターロイキンと命名されたにもかかわらず、Ｔ細胞以外にも、マクロファージ、皮膚、関節を覆う滑膜など、ＩＬ－６はあらゆる細胞から出て、あらゆる細胞に作用していることが次第に分かってきた。

岸本は、急性期反応とのかかわりに注目した。発熱した患者には、血沈（赤血球沈降速度）や

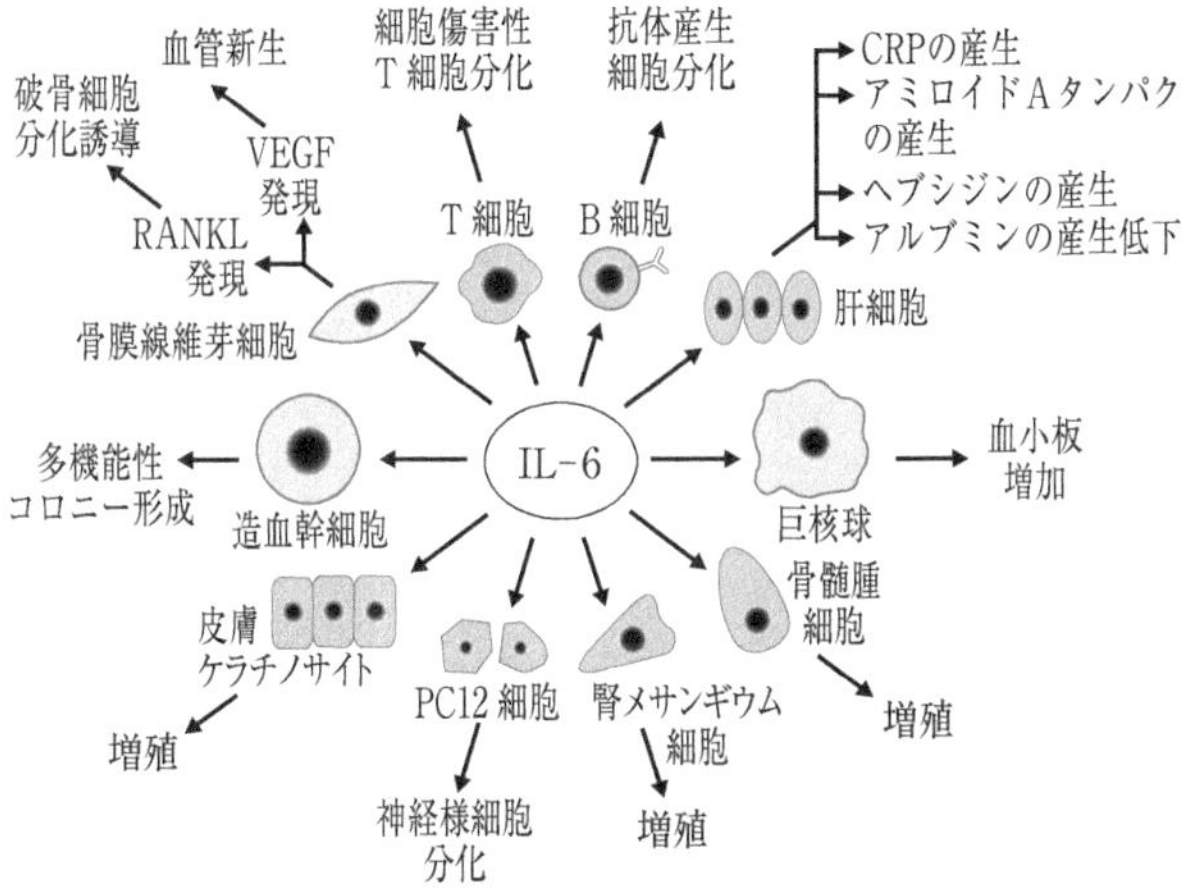

図7-1-2　IL-6の多彩な生理活性（出典：医学のあゆみ　vol.188, No.10、Castleman病とMCD、西本憲弘、吉崎和幸を改変）

Ｃ反応性タンパク（ＣＲＰ）の検査をする。炎症などを生じていれば、肝臓の細胞から、ＣＲＰ、フィブリノーゲン、アミロイド、ハプトグロブリンなどのタンパク質がいっせいに産生される。古代ギリシアの医師、ヒポクラテスが「病気とは、血の濁りである」と書いているように、これらが大量に血液中に流れ込んだ結果、急な発熱が生じる。一方で、体内の水分を保持しているアルブミンという重要なタンパク質はつくられなくなる。

炎症の起こっている個所からは何らかの分子が出ており、肝臓細胞に働きかけているはずだった。これは肝細胞刺激因子と呼ばれ、当時の分子生物学のトピックだったが、この分子も、後にＩＬ－６だと突き止められた。

１９８８年、初めてＩＬ－６産生が確認された病気は、偶然見つかった心房内粘液腫という心臓の良性腫瘍である。患者は、発熱、関節痛、倦怠感を生じ、血中のγグロブリン、自己抗体、CRP値の上昇などの強い炎症症状を示しており、これらは、いわゆる自己免疫疾患の症状だった。腫瘍を摘出すると症状は消え、摘出した腫瘍細胞の中に大量のIL－6が検出された。T細胞の有無にかかわらず、他の細胞からIL－6が過剰産生されると、自己免疫疾患が生じることを示唆するものだった。

創薬も免疫が重要視される時代

日本炎症学会で発表されたこの結果に、熱い視線を注いでいたのが、中外製薬の大杉義征だった。大阪大学大学院で薬学を修めて1969年に入社後、生物研究部に配属された大杉は、当時の上司から、「これからは、創薬にも免疫学が特に大事になってくる」と免疫の研究を勧められた。

当時の中外は挑戦的で、薬に結び付いた研究であれば自由度が高かった。薬を創りたいという気持ちが人一倍強かったという大杉は、上司の助言をきっかけに、免疫抑制薬や抗アレルギー薬の研究に取り組んだ。やがて、自己免疫疾患に興味を抱いて創薬のターゲットに据え、モデル動物でコツコツと実験を重ねていた。1978年から米国カリフォルニア大学に留学した。

自己免疫疾患では、T細胞の機能が活性化されていたが、大杉は、「B細胞の異常な活性化が、自己抗体産生の原因になっている」という仮説を立て、自己免疫疾患のモデルマウスの実験により、これを裏付けた。中でも、T細胞が体内に存在しないヌードマウスでも自己抗体の産生が認められたことで、確信を深めた。となると、ヒトの場合も、T細胞よりB細胞を標的にしたほうが、直接的で効率が高いとみられた。ヒトでB細胞を抑制すれば、免疫不全に陥りかねないとの批判も受けたが、B細胞の働きを抑制する物質が見つかれば、自己免疫疾患の根本的な治療薬になるのではないかと考えるようになった。

当時、シクロスポリンやFK506（後のタクロリムス、第2章）など、T細胞の機能を抑える免疫抑制薬はすでにあったが、B細胞を選択的に抑える薬（阻害薬）はどこにも存在しなかった。帰国後は、そうした薬をスクリーニングするための評価系を4年がかりで構築していた。

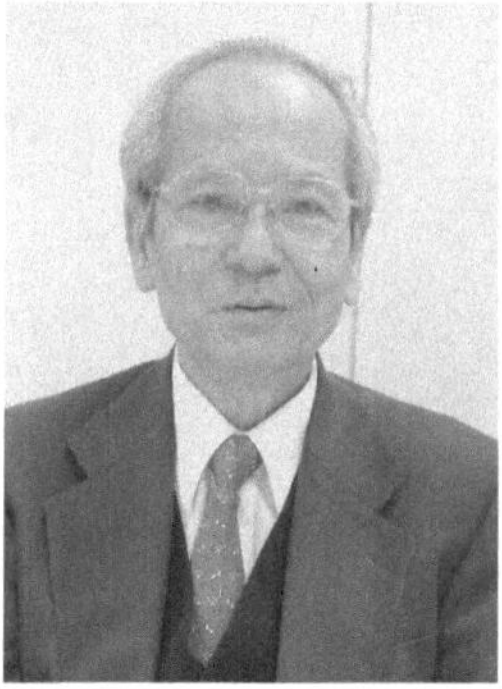
大杉義征

大杉は、心房内粘液腫瘍患者のIL-6こそは、自分たちが追い求めている「B細胞活性化因子」そのものであり、自己免疫疾患の原因物質ではないかと考えた。T細胞がなくても自己免疫疾患を発症することを知っていたからだ。さっそく、岸本を訪ね、IL-6阻害薬の開発について共同研究を持ちかけた。実は、大杉の生家は、岸本の母の実家の隣で、2人は幼なじみだった。それが決め手となったかは分からないが、1週間の猶予の後、岸本は共同研究に同意した。

炎症反応へのかかわり大

病気との関連で、岸本らが次に突き止めたのが、キャッスルマン病とのかかわりだ。やはり自己免疫が関与する稀少疾患で、リンパ節がはれ上がり、CRPが持続的に上昇して高熱を発し、アルブミンは減少し強度の貧血に見舞われる。腫大したリンパ節では、IL－6の持続的な産生が起こっていることを、1989年に吉崎和幸らが報告している。

IL－6が増加する疾患では、血中に可溶性のIL－6受容体が産生されていることも解明され、単離されたその遺伝子のクローニングもされていた。当初、中外側では、こうしたIL－6を捉える可溶性の受容体が阻害薬になるだろうと考えていた。しかし、そのもくろみは頓挫した。

実は、IL－6は独特で複雑な情報伝達の仕組みを持っており、その解明に3年近くが費やされた。まず、IL－6が、免疫系など限られた細胞の表面にあるIL－6受容体と膜結合すると、gp130というシグナル伝達分子の二量体化が促進されて、細胞内に信号が伝達されていく。一方で、血液や関節液などの体液中にも可溶性のIL－6受容体が存在しており、こちらもIL－6と複合体を形成し、あらゆる細胞に発現しているgp130を介してIL－6の信号を伝達している。こうした可溶性の受容体は、ＩＬ－６受容体を発現していない細胞に対してもｇｐ１３０を介した作用を発揮するので、阻害薬とはなり得なかった。

大杉ら中外側では並行して、ＩＬ－６の阻害作用を持つ物質がないか、天然物・合成化合物に加え、ＩＬ－６受容体に合わせてデザインしたペプチド断片を網羅的に探索したが、目指す物はさっぱり得られなかった。大杉は、低分子化合物では特異的な阻害は難しいと感じていた。偶然、手元にあったのが、ヒトのＩＬ－６受容体遺伝子を同定するために岸本研究室で作製された、マウスのモノクローナル抗体だった。このモノクローナル抗体だけが、ＩＬ－６受容体と結合してＩＬ－６の活性を阻害する効果が認められた。

異物が侵入すると、膨大な抗原決定基（エピトープ）を持つ抗原に対応するため、さまざまな抗体が混合したポリクローナル抗体が産生される。その中から、単一の抗原決定基のみに反応する抗体だけを複製したのがモノクローナル抗体であり、特定の異物を認識することができる。ヒトの抗原はヒトにとっては異物ではないため、ヒトでは抗体は産生されない。そのため、モノクローナル抗体はマウスなど異種の動物でつくるよりない。このモノクローナル抗体の作製方法は１９７５年、ジョルジュ・ケーラー（Georges J. F. Köhler）とセーサル・ミルスタイン（César Milstein）によって発見された（１９８４年にノーベル生理学・医学賞を受賞）。がんなどの治療に革命をもたらすと期待されながら、モノクローナル抗体を実際の治療に用いる研究は進んでいなかった。マウスの抗体は異種のタンパク質であるため、そのままでは抗原性があってヒトには使えないことが、適切な標的分子の選択の難しさと並んで、主な原因だった。

ともあれ、このマウスのモノクローナル抗体だけが、ＩＬ－６受容体と結合してＩＬ－６の活性を阻害する効果が認められた物質であったため、開発の候補とすることになった。ただし、ヒトの薬にするには、異種のタンパク質であることを乗り越えなくてはならなかった。

大杉は、研究所内の勉強会で、「遺伝子工学で、ヒトの抗体に似たものをつくれる技術がある」と聞きかじっていた。マウスのモノクローナル抗体を、活性に必要な部分だけを残して、他の部分をヒトの抗体タンパク質で置き換える。すなわち、ヒト化して開発するという方針がほどなく定まった。

ＩＬ－６受容体抗体のヒト化に成功

１９９０年には、その5年前にマウス抗体のヒト化技術を確立していた英国医学研究協議会（Medical Research Council：ＭＲＣ）との共同研究が開始された。まず、マウスでヒトのＩＬ－６受容体に対する抗体をつくり、抗原と結合する部分だけを残して、ヒトのIgG（免疫グロブリンG）に置き換える方法である。それも、抗原と直接接触して結合部位を形成し、相補性決定領域（ＣＤＲ）と呼ばれる、Ｈ鎖（長いペプチド鎖）とＬ鎖（短いペプチド鎖）に3ヵ所ずつあ

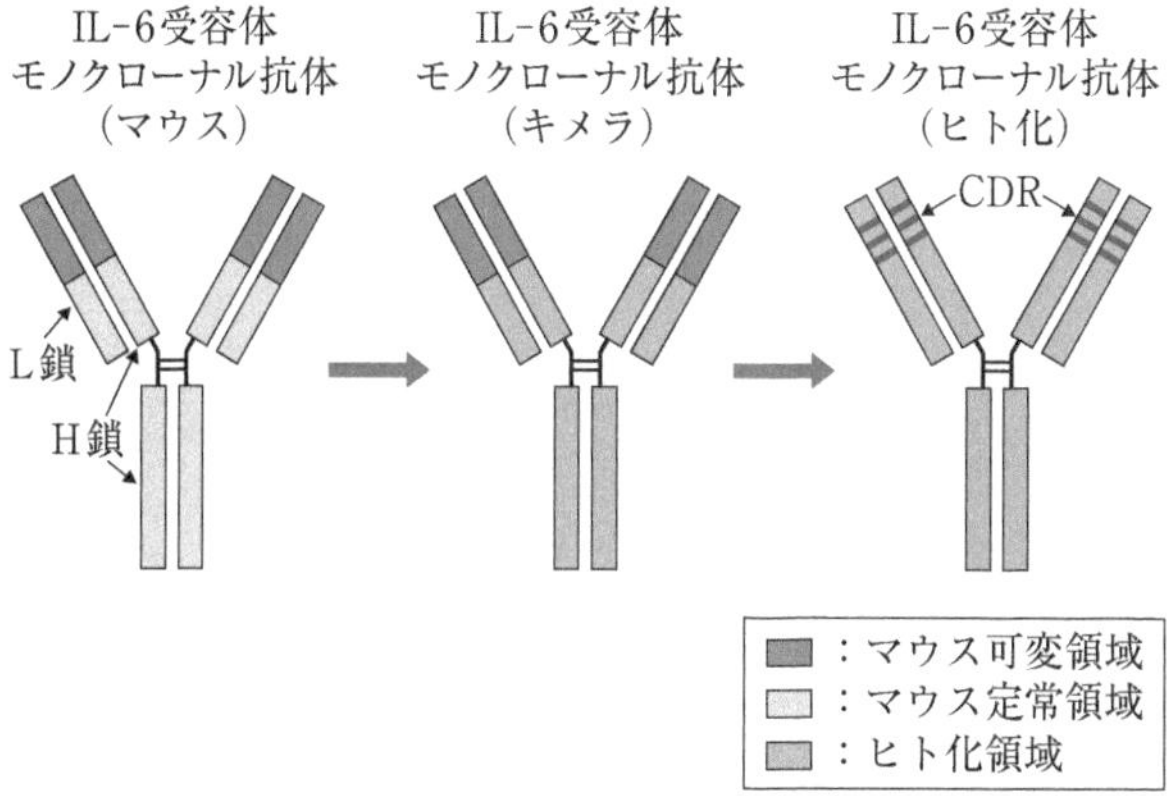

図7-1-3　トシリズマブの模式図（出典：免疫難病の克服をめざして、岸本忠三を改変）

る部分さえ残せば、ＩＬ－６受容体としての機能を発揮することができた（図７－１－３）。

こうして、１９９１年夏にヒト化抗ヒトＩＬ－６受容体モノクローナル抗体、「トシリズマブ」の作製に成功した。幸運なことに、この抗体は、マウス抗体における活性を１００％保持していた。たとえば、ＩＬ－２受容体に対する抗体のヒト化では、活性が３分の１程度にまで落ちている。これに対し、トシリズマブは、世界で初めてマウスの抗体を保持したままでヒト化に成功した。抗原性が除去されただけでなく、血中の半減期も延びており、繰り返し注射投与することが可能になった。

ヒトにとって異物として認識されず、ヒトのＩＬ－６受容体と結合できる受容体抗体となり得ても、トシリズマブはまだ薬の候補物質にすぎなかった。

岸本は、1991年から第三内科教授として臨床の現場に戻っていた。10年近く基礎研究に専念していたために不安もあったが、これまでの免疫の研究成果を病気の治療に役立ててみたいという思いは強かった。吉崎や、西本憲弘らと骨髄腫やキャッスルマン病の患者にトシリズマブを用いる臨床研究を計画した。学内の倫理委員会では、岸本の熱意が慎重論を押し切った。

自己免疫疾患への臨床研究を開始

1993年、トシリズマブの第1例目となった被験者は、多発性骨髄腫で末期にあった阪大出身の小児科医で、みずから被験者になることを志願した。吉崎が注射投与後、食欲は回復して体重は増加、貧血状態も改善した。最終的に命を救うことはできなかったが、一時は見違えるほど元気になった。「苦痛を取ることができた。薬になる」——岸本と吉崎は確信した。続くキャッスルマン病患者への投与でも、解熱や症状の軽快など、著しい効果を示した。

トシリズマブは、自己免疫疾患に対して大きな可能性を秘めていた。自己免疫疾患で最も患者数の多い病気といえば、関節リウマチである。急性期には炎症反応が起こり、CRPや血沈などに異常が起き、関節炎が進むと骨が溶けたり、貧血症状も出てくる。岸本らは、1995年ごろに、成人の関節リウマチ患者の関節液中には大量にIL-6が産生されており、これが原因となっていることも突き止めていた。

しかし、まず骨髄腫の治療薬としての開発を目指すことになった。関節リウマチは不十分ながらすでに治療法がある慢性疾患で、免疫系に働きかける抗体医薬は思わぬ副作用のリスクが高く、臨床研究には倫理面のハードルが高い。また、遺伝子工学技術によってつくり出す抗体医薬は、製造コストがかさむことも課題だった。死と向かい合わせの骨髄腫の薬であれば研究が進めやすく、高い薬価が見込めるだろうとの台所事情もあった。

そのころ、米国で、関節リウマチに対しても抗体医薬であるＴＮＦ－α阻害薬の開発が進んでいるとの情報がもたらされ、トシリズマブを関節リウマチ治療薬として用いる研究の追い風になった。ＴＮＦ－αの作用には、ＩＬ－６を介して発揮されるものが多いこともあり、岸本が数例の関節リウマチ患者にトシリズマブを使ってみると、著しい効果が示された。こうして、骨髄腫の治療薬を目指す方針が転換された。１９９７年から、関節リウマチと16歳以下で発症する全身型若年性特発性関節炎（若年性関節リウマチ）に対する承認を目指して、トシリズマブの国内での治験が開始された。

横浜市立大学小児科の横田俊平は、全身型若年性特発性関節炎についての治験を担当した。やはり自己免疫疾患の一つで、ウイルス感染と見まがうほどの発熱や関節痛に見舞われ、内臓もはれる難病であるが、トシリズマブは劇的な治療効果を示し、横田は中外に対し一刻も早い製剤化を懇願したほどだった。患者は自然に炎症が治まっても、身長の伸びが止まってしまい、成長ホルモンでは十分な効果が得られない。成長ホルモンが、ＩＬ－６と同じシグナル伝達の道筋を使うためで、トシリズマブならば、それも克服できる。

２０００年から、西本、吉崎らによりキャッスルマン病に対する治験も始まった。２００５年に世界で初めてのキャッスルマン病の治療薬として日本で承認された後、２００８年には関節リウマチと全身型若年性特発性関節炎の適応が追加された。関節リウマチ（rheumatoid arthritis：ＲＡ）患者に効果的に作用する（act, effective）ことから、『アクテムラ』と命名された。創薬の発想から承認まで、20年近い歳月が流れていた。

日本から世界のリウマチ患者へ

日本の薬事承認は、海外の約2年遅れともされる中、まず日本で発売されたという点で、アクテムラは異色の存在だ。２００２年、中外製薬が、世界有数の製薬会社、エフ・ホフマン・ラ・ロシュ社のグループに入ったことで、アクテムラは世界展開への足場を得る。41ヵ国でいっせいに第Ⅲ相試験が開始され、２００９年に欧州、翌２０１０年1月に米国で承認され、現在では１００ヵ国以上で承認されている。

関節リウマチについては、開発された順番に基づく使用経験から、アクテムラはメトトレキサートなどの抗リウマチ薬やＴＮＦ－α阻害薬が効かない場合に使用されている。半分ほどの患者では寛解（病気の症状がほぼ消える状態）に持ち込めるようになり、休薬が可能になる（図７－１－４）。ＴＮＦ－α阻害薬によっても症状の抑えられない患者は３〜４割おり、もし、最初からアクテムラを使用すれば、さらに関節の破壊が防止できる可能性もあり、使用法の検討も進められている。また、アクテムラは、ＩＬ－６がかかわる病気への適応拡大も期待されている。先行するＴＮＦ－α阻害薬とは標的が異なるため、全身型若年性特発性関節炎のように、ＴＮＦ－α阻害薬が効かない自己免疫疾患にも有効である可能性が高い。

　リウマチ患者には月１回注射投与するが、症状改善が見られる人では、血中の

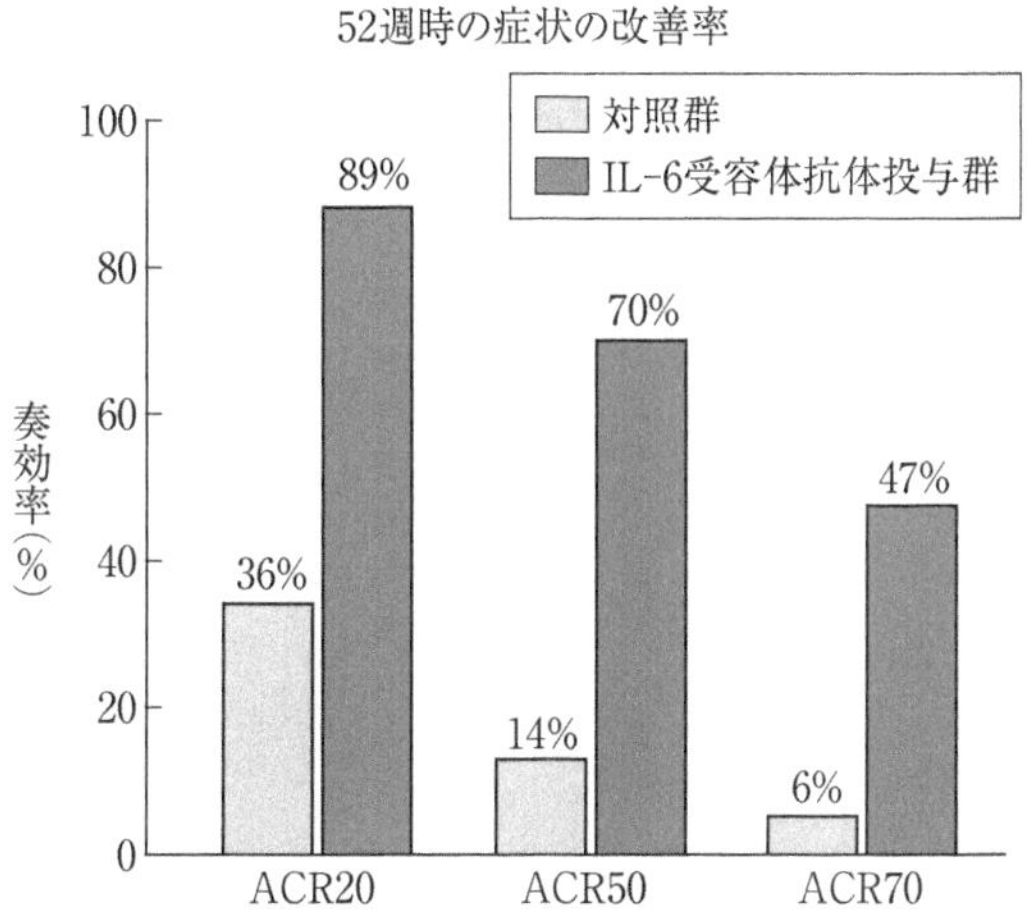

図7-1-4　関節リウマチ患者に対するIL-6受容体抗体の効果（症状の改善）。ACRは米国リウマチ学会の症状改善指標で、ACR50は症状が50％以上改善したことを示す（出典：免疫難病の克服をめざして、岸本忠三）

IL‐6の濃度も徐々に低下していく。IL‐6の信号をブロックすることで、根本にある免疫の異常を治しているのではないかとみられている。

一方、薬でIL‐6の働きを抑えてしまうと、不都合なこともある。肺炎などの感染症を起こしやすくなるのだが、全身の倦怠感が楽になって熱も出ないために、気づくのが遅れて重症化した例もある。岸本は、「IL‐6は、『病気であるから休みなさい』と警告を発するために存在するのではないか」と推測する。

IL‐6が大量に出るとさまざまな病気になるにもかかわらず、不思議なことに、IL‐6をつくる遺伝子を潰したノックアウトマウスは、特に感染を起こしやすくなることはないなど、いまだ基礎研究で明らかにすべき課題は多い。

「なぜ、病気になるとIL‐6が大量に産生されているのか」という根本的な問題については、徐々に解明が進んでいった。IL‐6によって、細胞傷害性T細胞（キラーT細胞）とともに、ヘルパーT細胞の一種で自己免疫疾患の発症にかかわるTh17細胞が分化・誘導され、そこから炎症を起こすサイトカイン、IL‐17が産生されるのだ。

最後に残されたのが、「なぜ、IL‐6が異常に出るようになるのか」という問題である。それが分かれば、自己免疫疾患の原因解明にもつながる。20世紀初頭にドイツの細菌学者、パウル・エールリヒ（Paul Ehrlich）は、近代免疫学・化学療法の基礎を築いた（1908年にイリヤ・メチニコフとともにノーベル生理学・医学賞受賞)。エールリヒが唱えたのが、「自己中毒忌避（horror autotoxicus)」説である。これは、免疫系は自分自身を攻撃するものではないとして、自己免疫を否定するものではない。自己免疫は起こり得るが、それを回避する仕組みも組み込まれているとするもので、岸本はそれに答えを与えたいと考えている。

ＩＬ－６の発見により、２００３年にロベルト・コッホゴールドメダルを受賞した岸本は、２００９年には平野とともに、ノーベル賞選考機関であるスウェーデン王立科学アカデミーのクラフォード賞を日本人として初めて受賞した。授賞式では、「10年後に関節リウマチで車いすの生活を余儀なくされる人がいなくなることへの貢献に対して」との言葉を贈られた。２０１１年に２人は日本国際賞も受賞した。

岸本は、自分が生きた証となる薬を残せたことを幸せだと感じ、「アクテムラが、アスピリンのように世界中で誰でも知っている薬に育つこと」を夢に描いている。科学の原点にある「なぜ」という問いかけが、病気の根本原因にまで迫ろうとしている。

コラム　岸本忠三氏インタビュー

――抗体医薬は、日本の創薬にとって突破口となるか。

岸本　日本の製薬会社は、薬とは低分子（分子量１万以下）の化合物であり、抗体のような分子量15万ものタンパク質が薬になるはずがないと考えていた。日本のブロックバスター（年間売り上げ1000億円以上の超大型薬）はいずれも低分子化合物で、患者数が多い生活習慣病薬であり、必死に分子構造の一部を変化させることを繰り返していた。一方、海外では1990年代から、ある程度、抗体医薬へと方向転換をしていた。

生活習慣病については、非常によく効き、かつ副作用も少ない薬ができ、手軽に血圧、脂質、血糖などをコントロールできるようになった。働き盛りで心疾患が原因で死亡することは抑えられ、寿命が延びた。生活習慣病薬で今以上の薬効を得ようとすれば、副作用のほうが強くなってダメになる。

80歳を超えれば心臓も衰えるので心疾患による死亡も増えるが、50代から70代の初めくらいまでの死因で大半を占め、社会問題ともなっているのはがんだ。従来の抗がん剤は、がん細胞を攻撃するだけでなく正常細胞も殺してしまうが、がん細胞を狙い撃てばいちばんメリットが大きく、そうした特異的な薬が抗体医薬で可能になる。

——日本の創薬が海外に立ち後れた背景は。

岸本　2010年前後に大型医薬品の特許がいっせいに切れる「2010年問題」で、製薬会社が守りの姿勢に入り、次のものにチャレンジするという精神が少なかった。

また、欧米の製薬会社では、一般にトップを含めた上層部が医師であり、疾患から発想する。日本の製薬会社は薬の販売から始まっていて医師はおらず、世界の流れを読み切れなかった。医師がいないのならば大学と共同して研究すればよいが、密接な連携関係がない。大学側も、難しい学問さえしていればよいと考え、そこからスピンアウトしてベンチャーをつくろうという動きも少なかった。

反動で、今は「役に立つことをしろ。そうすれば金を出す」と揺り戻しが起こっている。役に立つことをと思ったら、ろくな成果が生まれることはない。我々の場合も、1970年代からの地道な基礎研究が薬につながっている。抗体医薬のように原理原則を突けば、ステップを追って必ず薬や病気の診断になる。「役立つ」ことをまったく無視してもいけないが、追いかけすぎてもいけない。

――基礎研究から臨床への橋渡しも不十分だ。

岸本　アクテムラの場合、最初にIL-6を見つけて最終的に薬になるまで、すべての道筋に僕がかかわった。当初は臨床をやりながら疑問を抱いて、基礎の道に進み、もう一度臨床に戻る間、IL-6がずっといっしょに動いていた。

同じようにはいかなくても、連携を強化し、1つの教室にヘテロ（異質）な人々が共存し、基礎研究の成果を臨床にどう利用するかを考えることが、画期的な創薬に道を開くだろう。

終章

日本人と創薬

創薬のあけぼの

世界最古の薬の記録は、紀元前2000年の古代メソポタミアの粘土板であるとされる。そこには、植物250種類以上、動物180種類以上、鉱物120種類以上の薬の調合について記されていたという。

その後、古代ギリシアでは、医師ディオスコリデスが著した『マテリア・メディカ（薬物誌）』が出版され、中国、後漢時代に『神農本草経』、明代には『本草綱目』などが著された。これらはいずれも、「創薬」という考えでなく、すでに存在する天然物を薬にも使うという発想に立っている。世界中で人類は、食べられる物、毒になる物、そして薬になる物を、時に命を賭けて見いだしていった。

〝新薬の創製〟の機が熟してきたのは、19世紀のこと。伝承薬であった草木の有効成分が次々と単離されるようになってからである。1805年、ドイツの薬剤師、フリードリッヒ・ゼルチュルネル（Friedrich Sertürner）が、阿片からモルヒネの単離に成功。1820年には、フランスの化学者、ピエール＝ジョセフ・ペルティエ（Pierre-Joseph Pelletier）が、キナの樹皮からキニーネを単離した。

日本人も続いた。1885年、長井長義が、生薬の麻黄からエフェドリンの単離に成功した。

長井は、徳島藩の御典医として重用された本草学（漢方学）者を父に持ち、自身はドイツで薬学と化学を修めている。エフェドリンの大仕事を成し遂げたのは、日本の薬学を発展させ、大規模な製薬会社をつくるという国策に沿って、留学から帰国した翌年だ。その後、長井は、エフェドリンの大量合成法も見いだしている。

同年、日本薬学会の初代会頭になった長井は、1890年の就任演説の中で、薬学の目指す手段として、3点を掲げている。「薬品を可及的人体に入り易き形態に変ずること」「有効分未明の本邦産草根木皮を分析しその成分を検明すること」。そして3番目が、「化学聚合術を以て従来製し得ざる薬品を造出し、或は未識の新薬を創製すること」で、すなわち、〝創薬のススメ〟である。

長井の功績で生薬の成分研究が進み、20世紀に入ると、別の研究者らによって、エフェドリンに喘息などの気管支拡張薬としての有用性が見いだされた。長井が顧問をしていた大日本製薬（現・大日本住友製薬）によって製剤化が進められ、1927年にエフェドリン『ナガヰ』として発売された。日本の創薬のあけぼのである。多くの喘息患者を救った薬は、戦中・戦後の混乱を越えて、21世紀に入ってもなお売られている。

日本の薬学研究の礎は、長井によって築かれたといえる。

創薬史に名を刻む人々

もう一人、日本の創薬史に輝かしい業績を刻むのが、長井とも縁のある高峰譲吉だ。１８５４年富山県高岡市で、加賀藩の御典医に連なる代々続く医家の長男として生を受けた。その翌年、父が開業した先の金沢に一家で移った。医業を継ぐことを前提に11歳で長崎に留学したものの、工部大学校（現・東京大学工学部）に進んで、英国グラスゴーに留学して化学を修めた。

高峰にそれを決意させたのは、英国が日本と変わらない小国であるにもかかわらず世界を制覇しているのは、化学工業の力だと悟ったためである。医師は目の前の患者しか救えないが、万人を一気に救えるのは化学だと思い至ったとされる。

高峰は留学の経験から、いち早く特許の重要性に着目した科学者でもある。１８８６年、日本で最初の人造肥料の会社を興すと、発酵力を高める麴の改良を行い、製法の特許を出願している。同年、初代特許局長の高橋是清に乞われて、高橋が欧米視察中の局長代理となり、特許制度の整備にも尽力した。

米国の酒造会社に麴が注目されて、高峰は渡米する。ウイスキーづくりで、米麴菌から抽出した酵素のアミラーゼ（ジアスターゼ）を用いて、麦芽（モルト）のでんぷんを糖化させようと発想したのだ。高峰は、糖化力が高いジアスターゼを産生する菌を見いだすと、みずからの名前の一部を冠して、その酵素を「タカジアスターゼ」と名付け、米国での特許を取得した。アミラーゼは消化酵素でもあり、とりわけ強力なタカジアスターゼは、パーク・デービス（現・ファイザー）社から1895年に消化薬として発売された。

当時は欧米でも薬学が草創期にあり、動物の臓器やその抽出物をヒトの病気の治療に用いようとの試みがなされていた。高峰は引き続き同社の求めに応じて、副腎からの生理活性物質の抽出を手掛けることになった。これに難儀した高峰が1900年、助手として迎え入れたのが、長井の門下生で抽出手法を熟知していた上中啓三だった。上中の助けを得て、有効成分の結晶化に成功したのに加えて、抽出精製法を確立。これが「アドレナリン」で、1903年に米国で特許が成立して、同社から製剤化された。

アドレナリンは、後に解明され命名されたホルモンの一種であり、発見から100年を経ても、昇圧薬、強心薬、止血薬などとして、麻酔科領域になくてはならない薬として使用されている。2つの薬の成功によって、日本以外での製造・販売権をパーク・デービス社に委譲していた高峰には、巨額の富がもたらされた。

高峰の日本での拠点は、1899年に設立された三共商店（現・第一三共）で、同年に『タカヂアスターゼ』（現在も三共胃腸薬の成分）を、1902年には『アドリナリン』を独占発売し、同社が日本を代表する製薬会社となる基礎を固めた。1913年に三共株式会社となると、高峰が初代社長の座に就いた。

１８９５年には、武田薬品工業が製薬に乗り出すなど、日本には1世紀以上にわたる歴史を持つ製薬会社がいくつか存在する。１９１０年には、鈴木梅太郎が、米ぬかから世界で初めて「ビタミンB_1」を発見し、後に三共から『オリザニン』として発売された。また、19世紀末には、北里柴三郎の血清療法など、今日につながる医学上の発見も得られている。

海外では、１８９７年にドイツ・バイエル社が、アスピリンの抽出・合成に成功。１９２９年にペニシリンが発見されて抗菌薬の開発が進むなど、世界の製薬会社は近代的な創薬に舵を切ろうとしていた。

日本で、本格的に新薬創製が始められたのは、2度の大戦を経た後のことだ。それも、初期には新薬と言いながら、国産で世界に誇れる製品はほとんどなく、海外で開発された製品を国内で治験を行って販売する「導入品」が中心だった。

戦後、世界で評価された日本発の薬の先駆けは、１９７４年に虚血性心疾患の治療薬として、田辺製薬（現・田辺三菱製薬）から発売された『ヘルベッサー』（ジルチアゼム塩酸塩）である。向精神薬を目指してスクリーニング中、血管拡張作用を持つ物質が見つかったことから生まれた薬で、１９８２年に高血圧症の適応が追加されている。

１９７３年から海外への導出も試みられたが、当時の日本の新薬開発への評価が低かったこともあって逆風に遭い、ようやく欧米で発売されたのは１９８０年代に入ってからだ。その後30年余りを経て、世界中で処方される薬に育っている。

１９７３年に遠藤章によって発見されながら、創薬という点では海外に先を越されたスタチンの例にも見られるように、欧米との創薬への積極性や執念の違いを見せつけられる時代が続いていた。それでも、１９９０年代以降、既存品を化学的に修飾して成功したガスターなどに加えて、リュープリン、プログラフ、アリセプト、フェブリク……など、まったく新規の物質を生み出し、海外に誇れる創薬が着実に実を結んでいる。

２０１０年問題を越えて

数々の困難や危機を乗り越えて発売された新薬は、当初は高価に設定されるが、そのままで市場を占め続けることができるとは限らない。その大きな理由は、薬が誕生して特許を出願した時点で、特許期間が満了する日が決まっているためで、日本では特許期間は出願日から20年である。

先発医薬品は、新規物質の創製から始まって、動物試験、ヒトでの臨床試験（治験）などを経なくてはならず、10年以上の年月と、膨大な開発経費がかかっているため、特許で保護されている。しかし、特許切れを迎えた後は、他の製薬会社が、それと効能・効果、用法・用量、剤型などが同一な医薬品（後発医薬品、ジェネリック医薬品）をつくることができる。

ジェネリック医薬品の承認申請には、生物学的同等性（薬が血中に入る速度と量が同じこと）や安全性などを証明する試験をするだけで済むため、先発医薬品に比べて、開発にかかる費用は格段に少なく、価格も安価に設定される。長らく医療費抑制策が取られている日本では、ジェネリック医薬品の使用が国策として促進され、先発医薬品に置き換わっていくことは避けられない。これが先発品メーカーの利益を圧縮し、研究開発費を削ぐことにもなりかねない。

日本の大手製薬会社は、２０１０年前後に大型製品の特許（物質特許）の多くが国内外で満了になるという、いわゆる「２０１０年問題」に遭遇した。

本書で紹介した薬に限れば、国内では、『クラビット』が２００６年、同経口剤が２００８年、『パリエット』２０１０年、『アリセプト』２０１１年だ。また、米国では、『メバロチン』が２００９年、『プログラフ』が２００８年（欧州は２００９年）、『アリセプト』２０１０年（欧州は２０１２年）、経口用『クラビット』２０１０年（独２００６年、英仏伊は２０１１年）、『パリエット』（欧州は２０１２年）、『リュープリン』の２０１３年、などだ。当然、売上高も大幅減が避けられず、膨大な投資の必要な新薬開発が控えられ、守りの経営に入ったともされる。

しかし、経営的な影響を受けながらも、試練は乗り越え、次のステージに入ったとみられている。

製薬企業は、折々の技術革新や経済の波にもまれながらも成長を遂げてきた。アスピリンやペニシリンを代表とする天然物由来成分の利用や、有機合成技術に始まって、生化学メカニズムを応用してターゲットタンパク質に狙いを定めた創薬に進んだ。そしてポストゲノム時代にあっては、遺伝子組み換え技術の応用でバイオ創薬の時代へ入り、機能分子や遺伝子を標的にした抗体医薬・核酸医薬へと向かっている。ターゲットとなるタンパク質が明確な生活習慣病の薬はすでに飽和しており、がんや認知症に代表される、いまだ有効な治療法がない病気への医薬品の開発に向かうことは、至上命題である。

日本発iPS細胞を創薬に

２０１２年、日本人を最も歓喜させた、日本のみならず世界の科学のスーパーヒーローといえば、ノーベル生理学・医学賞を受賞した京都大学の山中伸弥である。山中が発見し、みずから命名したiPS細胞（人工多能性幹細胞）は再生医療との関連で語られることが多い。山中はもともと、整形外科の臨床医であり、研修医時代に神業のようなテクニックをもってしても治せない病気やけがに出会って限界を感じ、薬理学の研究者に転じた。さらには、薬の持つ不完全さを打破しようと、ノックアウトマウスの研究から、やがて幹細胞へと駆り立てられていった。

古典的な創薬では、疾患の原因となるタンパク質に働きかけ、その機能を阻害する物質か、作

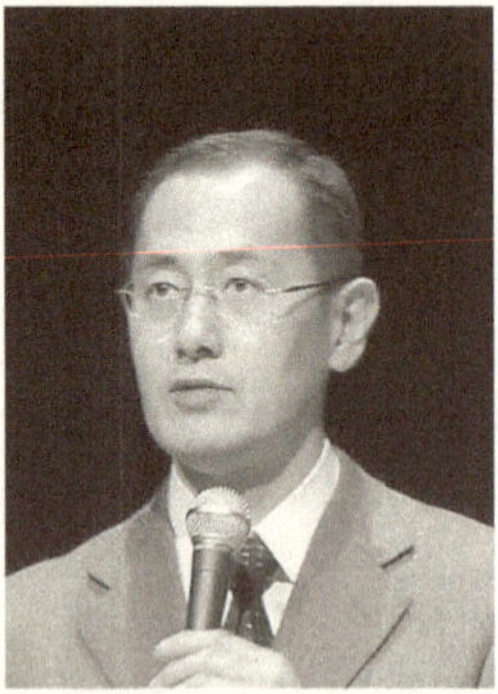

山中伸弥

動性を高める物質を探索する。大阪市立大学の大学院生であったころの山中は、阻害物質を入れては、血液中の生理活性物質であるプロスタグランジンの濃度を測るといった実験に明け暮れていた。

そこで、山中は「100%特異的に効く薬はない」ことを、改めて思い知らされる。同時に、どのようにして効き目がもたらされているかが分からないことにもどかしさを感じた。ある病気の薬を創ろうにも、どのタンパク質を標的にしてよいか定まらないからである。山中が思い至ったのが、薬の標的を見つけるために、遺伝子の25億個の塩基対のうちわずか1個だけを潰した遺伝子改変マウス（ノックアウトマウス）を作製する方法だった。

ノックアウトマウスは、1989年、マリオ・カペッキ（Mario R. Capecchi）、マーティン・エヴァンズ（Martin J. Evans）、オリヴァー・スミティーズ（Oliver Smithies）が、胚性幹細胞（ES）を用いて作製に成功している（2007年にノーベル生理学・医学賞受賞）。薬の切れ味のあいまいさに比べて、特定の遺伝子の働きが分かるノックアウトマウスの精度の高さは、山中には魅力的に映った。

山中は、留学先の米国グラッドストーン研究所でノックアウトマウスの作製技術を身につけて帰国すると、当初はノックアウトマウスをつくるための道具にすぎなかったＥＳ細胞の研究に本腰を入れた。「(幹細胞から)分化した細胞から、大本となるＥＳ細胞をつくろう」という〝初期化〟に果敢に挑むと、２００６年にマウスで、次いで翌２００７年にはヒトｉＰＳ細胞株の樹立に至った。いったん分化を終えた皮膚などの細胞に、みずから突き止めた山中ファクターと呼ばれる、わずか４つの遺伝子（Ｏｃｔ¾、Ｓｏｘ２、Ｋｌｆ４、ｃ－Ｍｙｃ）を導入するだけで、ＥＳ細胞に近い真っさらな状態のｉＰＳ細胞を得ることができたのだ。

ｉＰＳ細胞は、受精卵を用いて作製するＥＳ細胞のように倫理的な問題もなく、失われた臓器や細胞に対する再生医療（細胞治療）の道を切り開く大きな可能性を秘めている。山中は当初から、これを医療に応用するための研究の目標を２つ掲げていた。まず、ＥＳ細胞並みの質を担保することだ。ｉＰＳ細胞は、作製に用いる４つの遺伝子の１つにがん遺伝子（ｃ－Ｍｙｃ）があることなどから、発がん性が問題視された。がん遺伝子に依らない作製法やがんが発生する可能性の低い遺伝子導入法が開発されたが、がん化などのリスクを完全に排除することは難しい。

もう一つが、創薬への応用だ。ｉＰＳ細胞から誘導したさまざまな細胞を培養すれば、病気の過程を体外で再現できる可能性がある。病気になる前後の細胞を調べれば、病気の仕組みが分かり、創薬につなげられるとみられている。

細胞を使って有効性・安全性をスクリーニングする評価系はすでに実用化されており、目指しているのは、特定の病気のモデルとなる細胞を作製することだ。単一の遺伝子によって決まる遺伝性疾患であれば、こうした細胞をつくりやすく、難病の一つ、脊髄性筋萎縮症（ＳＭＡ）という病気が例に挙げられている。小児期に発症するＳＭＡは、第５染色体に病因となる遺伝子を持つ劣性遺伝性疾患で、脊髄の運動神経細胞が冒され、体幹や四肢の筋力低下や筋萎縮が進行し、これを止める手立てはない。運動をつかさどる運動ニューロン（神経細胞）をｉＰＳ細胞から誘導することは可能であり、それを評価系に用いて変性を抑える物質を探し出せれば、薬になるはずである。

整形外科の臨床医出身である山中は、数多くの治らない病気（難病）の患者に遭遇し、その役に立ちたいと基礎研究を志した。こうした稀少な病気の薬は、製薬会社が手を出しにくい分野でもあり、山中の初心は、薬を届けることで遂げられる。

山中の研究の将来性をいち早く評価し、研究費を付けた〝目利き〟としても知られるのが、岸本忠三だ。岸本が、医師を志して医学部に入学してきた学生に伝えている言葉がある。

「医師には2つの生きる道がある。一つは、目の前にいる患者さんを、最高の技術と最高の知識で治すこと。しかし、それだけでは、今治らない病気は、10年先、20年先にも治らない。なぜその病気になるのだろう、どうしたらいいのだろうと問いかけて研究していく。薬が長年にわたって世界中の人に恩恵を及ぼす。これもまた一つの生きる道だ」

創薬の対価と報奨

創薬にかかわった人はどう報われるのだろうか。年間1000億円を売り上げるブロックバスターを生み出しても、創薬に至った研究者・開発者が、所属する製薬会社から受け取る報奨は、かつては意外なほど少なかった。

薬の開発はリスクが高く、成功確率は、数千分の1とも数万分の1ともいわれている。製薬企業の研究者として定年まで勤め上げても、大半の人は、自分が携わった新薬を一つとして世に送り出すことができずに終わる。にもかかわらず、安定した収入を得て研究を継続できるので、〝成功報酬〟の多寡については議論があるところだ。しかし、モチベーションを高めるためには、個人に報いることも必要である。

こうした意味合いもあって、製薬企業各社では、報奨制度を見直してインセンティブを導入している。たとえば、エーザイの場合、『アリセプト』『パリエット』では、それぞれかかわった約40人に対して計1億円ずつが支給された。研究開発への寄与度によって額は異なるようだが、平均にすると1人250万円である。2001年には、特許取得につながる発明をした社員を対象にした職務発明制度の報奨金の最高額が5000万円にまで引き上げられた。

武田薬品は、従業員の発明に対して実績補償金の制度を設けているが、2004年にはその上限が撤廃された。『リュープリン』については、発明者の一人から、製剤特許の職務発明の対価請求について訴訟が起こされていたが、2007年に遺族に対して3759万円を支払うことで和解している。

スタチンの一つ、塩野義製薬の『クレストール』（ロスバスタチン）については、発明者3人に1500万円が支払われたが、元研究員の一人からは、8億7000万円の支払いを求められている。

大学で研究した場合は、かつては、特許はかかわった個人の帰属になることが多かった。たとえば、『アクテムラ』についての特許権料は、岸本の元に入るため、それで大阪大学に寄付講座をつくったり、外国人のフェローシップや優秀な医学部生の奨学金に当て、後進に夢を与えている。2004年の4月から、国立大学が独立行政法人化されると、大学研究者の特許は原則として大学法人に帰属するようになっている。

一方、米国立衛生研究所（NIH）の場合、所内活動で得られた特許はすべてNIHに委譲される。自分が開発した薬のあまりの高値に胸を痛め、不毛な特許争いに巻き込まれた満屋は、「研究はお金のためにやっているのではない。私の人生は他のためにある」と使命感を語る。NIHでは、成果を出さない限りポジションも安泰ではないが、満屋はつねに自らを鼓舞している。

いずれの企業も研究者も、一人でも多くの患者を救いたいとの思いで研究を続けている。医業は医師でしかできないが、創薬研究には、薬学をはじめとして、多くの分野の研究者がかかわることができる。高峰譲吉のように、あえて医学の道を選ばなかった先達もいる。

産学連携やベンチャーにも活路

日本の基礎研究の水準はけっして海外に引けを取るものではなく、世界的にも優れた技術を持つ。ｉＰＳ細胞をはじめとして、いくつかの分野においては世界的にも高い優位性を保っている。薬の種は、日々研究室で生まれているが、日本では、宇宙開発やほかの基礎研究のように産官学が協力して研究開発をしていく仕組みが乏しかった。

たとえば、かつては、薬が治験に入る段になって、ようやく臨床医がかかわってくるのが、一般的だった。一方、米国では、早くから、基礎研究者と臨床医が手を携えて研究をしていた。スタチンの発見者である遠藤章もその差を実感したという。つまずいたときこそ外部の力を借りる必要があり、大学などと手を携えなくては、画期的な創薬は生まれないと確信するようになった。

アクテムラは、産学連携が大きく結実した例だが、大学人である岸本も、米国では、基礎と臨床の融合が進んでいることに驚かされた。たとえば、白血病であれば、骨髄移植を行う医師、Ｂ

細胞の抗原の研究者、抗体をつくろうとする研究者……などがすべて同じ研究室に所属していたことで、早くから抗体医薬という発想が生まれていた。

今後は、産学連携、そして、基礎研究成果を臨床に実用化させる橋渡し研究（トランスレーショナルリサーチ）はますます重要になる。

世界的に見ても、製薬企業が新薬を創製する力は低下している。米国では、食品医薬品局（FDA）に承認された新薬のうち半数以上が、大学やバイオベンチャーを起源とするものだ。大学や研究機関で生まれた創薬シーズが、意思決定の速いバイオベンチャーに渡り、新薬開発がされたうえで、製薬企業がそれを薬として発展させるという方式が確立している。

地道な研究が薬を産む

薬は、そこに携わった人々の情熱と叡智の結晶である。個人の利益を超えて、世界人類の宝としなければならない。

新しい物質が発見されたからといって、薬になることが約束されているわけではない。長い長い道のりの中では、研究者の期待と不安が交錯し、たびたび見舞われる危機を乗り越えた物だけが、最後に薬になる。創薬の手法に革新がもたらされれば、その波にもうまく乗っていかなくてはならない。

しかし、技術革新が進んで、マイクロ（10^{-6}）の単位でしか測れなかった物質がピコ（10^{-12}）の精度で測れるようになっても、本質的なブレークスルーは、地道な営みの積み重ねによってなされていることには変わりない。自然の不思議を見逃さず、突き詰めていく執念こそが、独創的な新薬への道を開く。前章まで物語を紡いできたのは、こうした先人の歩みを知って、温故知新としてもらいたいと願うからである。

最後になったが、必ず心にとめておかなければならないことがある。本書に登場した薬を含めて、すべての薬は、本来、毒でもある。正しく使用したとしても、最悪の場合、不幸にして薬で命を落とすことさえある。薬は原則として、病気の弊害が、薬の毒性を上回るときにのみ用いることができるものであり、万人に効き、万人に副作用のない薬はない。標的分子を狙い撃ちにする〝魔弾〟となるはずの分子標的治療薬でさえ効かない人もいる。また、標的以外にも作用して、副作用が現れて使えない人もいる。

将来的には、あらかじめ個人の遺伝子の違いを調べ、効果も副作用も分かって、その人に合った薬を投与できるようになることも期待されている。

どんな薬も、完全無欠ではない。だからこそ、医学研究、そして創薬の営みに終わりはなく、研究者たちの物語は続いていく。

解説　薬のできるまで

「薬をつくる」という言葉には、大きく2通りの異なった意味がある。医薬品を製造（生産）する「製薬」と、新規の医薬品を初めてつくり出す「創薬」だ。

製薬が、原材料から製品を組み立てて形ある物にしていくのに対して、創薬は、〝0から1を生み出す〟とも〝無から有を生み出す〟ともされる長い営みである。たとえて言うなら、駅伝に似ている。たすきの代わりに薬品の候補となる〝物質〟を手から手へ、次のプロセスへとつないでいって、一日も早く患者の元へ届けるまでのロードレースであり、ライバルが併走していることもあれば、黙々と孤独な闘いを強いられることもある。

１つの新しい薬ができるまでには10年以上の年月がかかることが普通で、研究開発にかかる費用も２００億～３００億円に上るとされる。さらに、世界に通用するブロックバスター（年間売り上げ１０００億円以上の超大型薬）になるような薬であれば、開発費は１０００億～２０００億円にも膨らむといわれている。

本書では、この「創薬」について、新規物質の発見に至った人など、ごく一握りの人たちにス

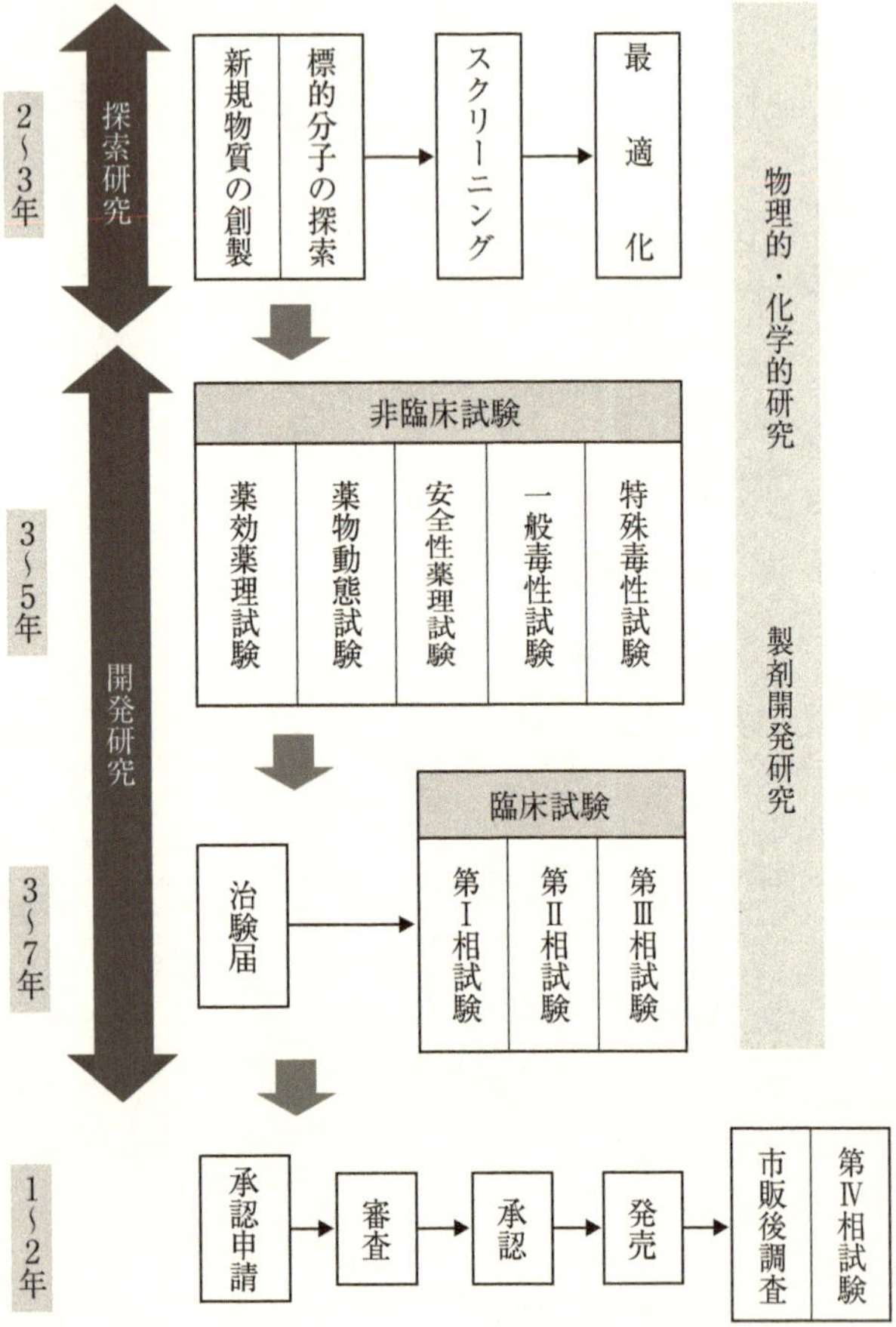
2～3年
探索研究
新規物質の創製
標的分子の探索
スクリーニング
最適化
物理的・化学的研究
非臨床試験
薬効薬理試験
薬物動態試験
安全性薬理試験
一般毒性試験
特殊毒性試験
3～5年
開発研究
製剤開発研究
臨床試験
治験届
第Ⅰ相試験
第Ⅱ相試験
第Ⅲ相試験
3～7年
1～2年
承認申請
審査
承認
発売
市販後調査
第Ⅳ相試験

医薬品開発の流れ

ポットを当てている。しかし、実際は、〝物質〟をしかと携えてゴールインするまで、ランナーはもちろんのこと、伴走者、コーチ、沿道の応援者まで含めれば、数千人という人々がかかわっている。

各区間（プロセス）には、候補物質の探索、合成、評価、臨床開発……多くの専門家がチームで参加している。一人で走り抜けるマラソンとは違って、駅伝では、山登りの得意な人もいれば、平坦な道が得意な人もいて、それぞれが持ち味を発揮するのと同じだ（右図）。

その長いレースは、このように始まる。

創薬のはじまり

一般に、製薬会社が行う創薬であれば、「どんな薬を創るか」と、ゴールの照準を定めることが出発点になる。どんな病気を対象にするのか、今までなかった新しい効果を発揮する薬にするか、あるいは、これまでに効果が同じ薬があっても、副作用を軽減したり、使い方（1日頻回服用）などを改善した新薬を目指すのか——。

患者が少なくても治療方法がない難病の薬を創り出すことができれば、患者にとって大きな福音になり、国から研究費も助成される。それも製薬会社の使命ではあるが、大きなチャレンジになってしまうので数は少ない。実際の創薬の圧倒的多くは、患者数や病気の動向などをにらみながら、市場性のある領域が選ばれる。

ターゲットとなる病気を定めたら〝薬の種〟を探し出すことから始められる。〝薬の種〟は、薬効・薬理作用（体にもたらす変化）を持つ新規物質で、かつては、動物・植物・鉱物などの天然物から薬効成分を抽出・精製する手法が中心だった。

有機化学や分析化学などが大きく進歩した近代以降は、ランダムに物質を収集するのでなく、薬をデザイン（分子設計）して合成し、最初から化合物をつくって〝薬の種〟とすることが多くなった。また、まったく新規のデザインでなく、〝二匹目のドジョウ〟を狙って、すでに医薬品となっている物質を大本の化合物（リード化合物）として改善を試み、新しい構造の化合物を合成することもある。

ブドウ球菌を溶かしたカビの中から偶然にペニシリンを見つけるような大発見はそうそうあるものではない。現実には、膨大な数の〝薬の種〟から、薬として育つ可能性があるかを見るために、ふるいにかける作業が続けられることになる。

目指すターゲットに見合った活性があるかを調べるために行われる試験は、「スクリーニング」と呼ばれる。たとえば、降圧薬を目指しているなら血圧を下げる作用があるか、抗菌薬をつくるのなら病原菌にとって毒になる抗菌作用を持っているか、などを評価して見極める試験である。それには、試験管の中に培養細胞などを用いた簡単な「評価系」を構築して、〝薬の種〟の検体を次々にそこにかけていく。きちんとした「評価系」を確立することも、薬を創るための重要な条件である。

スクリーニングは、かつては手作業でしなくてはならず、1日数個しかできないこともあり、根気の要る力仕事だった。しかし、分子生物学の進歩によって、手順は様変わりし、より効率的に行えるようになってきた。

薬が効力を発揮するためには、病気のメカニズムにとって重要なタンパク質に結合して働く必要がある。そのタンパク質の機能を高める働きのある薬を「作動薬」といい、機能を阻害する働きのある薬を「拮抗薬」という。

最近の合成薬は、最初から標的とするタンパク質のカギ穴にピタリとはまり込むようにデザインされることが多い。新規の合成化合物に加えて、製薬会社が持つすでに合成した何百万もの化合物ライブラリーの物質を、コンピューター制御されたロボットによって自動かつ高速で病態のモデルとなる細胞と結合させて効果や副作用を確かめることができる。これを「ハイスループット・スクリーニング」と呼び、1日何千件もの試験が行えるので、高速で薬の候補物質を絞り込むことができる。

物理化学的な性状も研究され、安定した薬であるかも、あわせて検討される。スクリーニングの結果、活性があるとして選ばれた物質が薬の候補物質となり、さらなる絞り込みが行われる。

安全性と有効性を確かめる

ルネサンス後期のスイスの医師、パラケルススは、「物質にはすべて毒性がある」という言葉を残した。さらに「量が毒か薬かを区別する」と続けた。水であっても大量に飲めば中毒を起こす。ましてや薬となると特にさじ加減が微妙で、量が多すぎたり、使い方によって、〝毒〟となる危険は高い。

そのため、候補物質が試験管内でいくら活性が高くても、いきなりヒトに投与して確かめることはできない。まずは、動物を用いた安全性と有効性を詳細に調べるための試験と、それらに基づいて改善を重ねて、最も薬効が出やすく安全な形に整える「最適化」が行われる。

「最適化」のための試験には、主に「安全性試験」と「有効性試験」がある。

安全性試験は、物質の毒性を見る試験で、ラットなどの小動物を使って、1回投与して大丈夫か、反復投与ではどうか、不妊や流産の危険、生まれてくる子どもに遺伝する毒性がないか、がんを誘発する危険がないか……など多彩な角度から検討する。もしも、予期せぬ毒性が見つかった場合は、ヒトで使った場合のリスクを慎重に見極めなくてはならなくなる。

一方、有効性試験は、薬効を見る「薬理試験」と、「薬物動態試験」の2つがあり、やはり動物を使って行われる。

薬理試験では主に薬の効き目を見る。薬物動態試験は、吸収（absorption）、分布（distribution）、代謝（metabolism）、排泄（excretion）の頭文字を取って「ADME（アドメ）試験」とも呼ばれる。投与された薬が体内に吸収され、血液の循環に乗って作用する部位に達して薬効を発揮するだけでなく、体内に分布して、最後は肝臓で代謝（分解）されたり、尿に溶けでて体外に排泄されるまで、薬の体内でのふるまいを見る。

「最適化」のためには、候補物質の薬理作用を高めることはもちろん、変質しないように安定性を高める工夫や、特定の臓器やタンパク質だけに結合してほかとは結合しない選択性を高めることも行われる。候補物質のデザインを再検討して置換基を変えるなど、合成をし直して最適化を試みては、安全性と有効性の試験を繰り返して医薬品にふさわしい候補を絞り込んでいく。このとき、最適化の作業をする際の大本の化合物を「リード化合物」という。リード化合物からさまざまな最適化を行ってみた結果、どうやってもヒトに使うのは難しそうだと判断されて、この段階で退場を余儀なくされる候補物質は少なくない。

ここまでの試験は、ヒトに投与する前なので、「前臨床試験（非臨床試験）」と呼ばれる。初期に簡単な活性を見るための試験は、より効率的に行うためにマウス（小型のネズミ）やラット（大型のネズミ）などの小動物で行う。いよいよ候補が絞られてきたら、大型動物（ビーグル犬やブタ）、ものによっては、よりヒトに近い霊長類（サル）などを用いた試験を行うこともある。遺伝子改変などによって、ヒトの病気と似た症状が起こるように操作された実験動物（モデル動物）が用いられる。

動物実験であれば少量の物質で十分だが、ヒトに投与するためには、大量につくらなくてはならず、どんな製剤にするかの研究も並行して行われる。大量に合成できるか、あるいは培養できるかといった製造法の研究から、経口剤にするか注射剤にするかといった検討もなされる。

ここでよりすぐられた候補物質だけが、次の「臨床開発」に進めるのである。

臨床試験（治験）

薬を製造・販売するためには、日本では、薬事法に基づいて厚生労働省の「製造販売承認」を得なくてはならない。創薬の間口は広く、大学など研究機関やベンチャーから新規の物質が生まれることもある。しかし、それを製剤にする工夫の研究は一般に製薬会社で行われ、承認後の製造も、製造・販売の許可を得ている製薬会社しかできない。このため、製薬会社が、個別の品目について、ヒトに使った試験のデータとともに、製造・販売の承認申請をすることになる。

ヒトに使って有効性と安全性を評価する「臨床試験（治験）」は細かい手順が定められており、承認申請にかかわる仕事（薬事）には膨大で複雑な手間を要する。

治験には、第Ⅰ相から第Ⅲ相まで3段階があり、1997年に国際ルールに準拠して制定された「医薬品の臨床試験の実施の基準（ＧＣＰ）」省令にのっとり、製薬企業が専門医師らとともに策定して、治験審査委員会（ＩＲＢ）で承認された実施計画書に基づいて実施される。

第Ｉ相は、初めてヒトに対して治験薬を用い、主として有害でないか安全性を見るもので、健常なボランティア（通常は若い男性）に対して投与される。体内に吸収、分布、代謝され、最後に排泄されるまでをモニターしながら、２泊３日ほどかけて専門の医療機関で行われる。細胞毒性が強い抗がん剤については、第Ｉ相試験も患者に投与して行う。

この後は実際の患者に投与される。少数の患者に対して行う第Ⅱ相試験では、薬剤の有効性を確認するとともに、最適と思われる用量や使用期間などを調べる。続く第Ⅲ相試験では対象がより多くなり、薬剤によっては１０００人規模の患者に投与する。

薬品名を表に出さない形であれば、マスメディアを使って被験者の募集広告を流してもよい。また、すでに該当する症状や疾患で診療を受けている人に、医師が参加を打診することもある。ただ、患者本人の希望だけでは治験には参加できず、治験ごとに病状や年齢など参加できるための基準が細かく決められている。

第Ⅲ相試験では、効果を確実に検証するため、一部の人には、すでに発売されている薬効の類似した薬（対照薬）のほか、薬効成分が少ない治験薬やまったく含まれない偽薬（プラセボ）が与えられることもある。誰が治験薬に当たっているかは、被験者にも治験を行う医師にも分からない、無作為化二重盲検試験という方法で実施される。せっかく新薬を試したくても、偽薬に当たることはあり得る。ただし治験期間中、偽薬などが当たったことで回復不可能なほどに健康を害する恐れがないように、試験は計画されている。

選び抜かれた候補物質でも、期待される効果が得られなかったり、思わぬ副作用が現れないとは限らない。せっかくヒトに投与しても、第Ⅰ～Ⅲ相のいずれのステップでも、安全性に難があった場合や、期待したとおりの効果が出ない場合は、その時点で開発が中止される。

審査・承認

日本の医薬品と医療機器の審査はかつて厚生労働省が担っていたが、２００４年以降、厚労省から独立して設立された医薬品医療機器総合機構（ＰＭＤＡ）の所管となっている。第Ⅲ相までの試験結果はＰＭＤＡに提出され、有効性・安全性・品質についての審査がなされる。

ＰＭＤＡは、審査業務のほか、市販後の安全対策、副作用・感染による健康被害の救済という、３つの柱を担っている。かつて日本では、サリドマイドやスモンなどの深刻な薬害が発生し、政府が救済する仕組みをつくったのが、その前身である。薬は適正に使用したとしても、障害が残ったり、死亡に至るほどの重篤な副作用被害が起こり得るものである。このため、ＰＭＤＡの「医薬品副作用被害救済制度」は、製薬会社からの拠出金を財源としており、重度な副作用で健康被害が生じた場合、被害者からの請求に基づいて給付金が支給される。欧米では政府みずから審査したものを政府が救済するのはおかしいという考えからか、救済は主に保険会社が行っている。

日本は諸外国に比べると、承認までの時間がかかりすぎて、患者は最新の新薬の恩恵を受けられないという「ドラッグラグ」への批判があった。そのためPMDAの人員は増員されている。審査員には薬学出身者が多いが、医師も50人近くいて、治験などをフォローできる体制になっている。このため、最近の審査期間は大幅に短縮されている。

米国では食品医薬品局（FDA）、欧州では医薬品庁（EMA）が、審査・承認業務を担っている。

1980年代は、治験はそれぞれの国で実施しなくてはならなかったが、1989年以降、日本、米国、EUの関係者から成るICH（日米EU医薬品規制調和国際会議）により国際協調が進んだことで、治験にかかる期間の短縮と費用の削減が図られるようになった。

1998年から、海外における治験のデータを承認申請資料として活用する「ブリッジング」が厚労省により認められている。また、近年は、同じ薬の治験を複数の国で同時に行ってデータを共有する「国際共同治験」が主流になりつつある。

薬効や薬理には人種差もある。そのため、欧米人のデータをそのまま使うことについては安全面への配慮も必要で、薬物動態などが日本人のデータと類似していると示すことが前提となっている。日本をはじめとして、先進国では被験者の確保が難しくなりつつあることから新興国における治験が模索されており、日本の製薬企業でも、日本人と体質が似たアジアでの共同治験を展開している。

医療用医薬品と一般用医薬品

薬には、医師の診察を受けて処方してもらう「医療用医薬品」と、処方箋がなくても薬局・薬店で買える「一般用医薬品」がある。前者は効き目も強い代わりに副作用の危険も高く、後者は安全面で不安が少ない薬で、一般薬、大衆薬、市販薬とも呼ばれる。また、薬局のカウンター越し（Over The Counter）に購入できることから、ＯＴＣという呼び名もある。

新たに薬を開発する場合、通常は医療用医薬品として開発される。新薬の場合は、開発段階では気づいていなかった副作用があるかもしれず、医師の管理の下で投与されることが必要なためだ。治験では多くても１０００人規模でしか投与されないが、たとえば、１０００人に1人の割合で発生する副作用は、この段階では判明しないことも十分あり得る。本書に登場する薬も、すべて医療用医薬品として開発されている。

しかし、なかには、最初から一般用医薬品として開発される薬もあり、「ダイレクトＯＴＣ」

と呼ばれる。発毛剤の『リアップ』（ミノキシジル）などが、これに該当する。脱毛症などは、わざわざ医師に相談に来ることが少ない病気なので、医療用医薬品ではなく、薬局での販売が期待できる一般用医薬品として開発された。ダイレクトＯＴＣは、副作用が出た場合に医師の診断を受けるのが遅れる可能性があることから、リスクが高いと考えられており、厚労省に認可されるためのハードルも高い。

一方、医療用医薬品で実績を積み、安全性についても分かってきた薬剤については、ＯＴＣとして薬局で売るための申請ができる。こちらは「スイッチＯＴＣ」と呼ばれ、本書に登場する『ガスター』の10㎎は、『ガスター10』というＯＴＣとして発売された。同様に、『セルベックス』も、後に同一成分のスイッチＯＴＣ『セルベール』が発売されている。

さて、こうして長い道のりを走り切って承認された物質だけが、晴れて医薬品となることができ、患者の元に届けられる。ただし、薬の承認イコール安全性に太鼓判というわけでなく、市販後も製薬会社には安全性のデータを集めることが求められる。治験と同様のプロセスで効果や安全性が評価される場合もあり、第Ⅳ相試験とも呼ばれる。

なお、日本では薬の値段（薬価）は、医薬品として承認されてから「薬価基準」と呼ばれる価格表に載せられるときに、公定価格として決まる。長らく医療費削減策が取られていることから、薬価が抑制されている。新薬は、新規性や開発コストに見合うように、薬価が高く設定されるが、2年ごとに改定される中で引き下げられていく。これに対して、欧米では自由に価格を設定できるので、製薬会社も欧米での開発を優先する傾向がないとはいえない。

日本で発見された新薬でありながら、海外で先行して発売されたり、ドラッグラグがあるのは、治験制度以外にもこうしたさまざまな事情がある。

薬には3つの名前がある

製品になっているすべての薬には、3つの名前がある。「化学物質名」「一般名」、そして、「商品名」だ。

「化学物質名」は、文字どおり化学構造を表す名称で、いくつかの流儀があるが、国際純正・応用化学連合（IUPAC）の命名規則によって命名することが原則になっている。たとえば、『フェブリク』（フェブキソスタット）の化学物質名は、2-[3-cyano-4-(2-methylpropoxy)phenyl]-4-methylthiazole-5-carboxylic acidである。科学的に厳密に記述された名称なので、研究目的などでは役に立つが、複雑で長いために、医療現場で用いるには実用性に欠ける。

次に、「一般名」は、ジェネリック名、JAN（Japanese Accepted Name）とも呼ばれる。「Japanese」とあるが、世界で通用する名前である。新規物質については、製薬会社がまず英名の一般名を決め、それを翻訳したり片仮名読みして和名の一般名を命名する。これをPMDAに申請すると、審議したうえで正式決定される。ＪＡＮは、世界保健機関（ＷＨＯ）が医薬品の原薬について定めて登録している国際一般名（International Nonproprietary Name：ＩＮＮ）と同じになるように調整されている。ただし、ＩＮＮが１９５３年に稼働する以前に命名された約７０００あまりの医薬品には、日本独自の一般名が付いているものもある。

学問的にはこの一般名が使われる。語幹は、開発過程で元となった物質の名前、成分を分離する前の生物の名前などに由来することが多い。また、薬効や化学構造が類似した薬の場合には、「ステム」と呼ばれる語尾が共通するように名付けられる。ＨＭＧ‐ＣｏＡ還元酵素阻害薬の「メバスタチン」(mevastatin)、「ロバスタチン」(lovastatin)、「プラバスタチン」(pravastatin) などは、共通して-vastatinで終わる。また、H_2受容体拮抗薬の「シメチジン」(cimetidine)、「ラニチジン」(ranitidine)、「ファモチジン」(famotidine) などは、-tidineで統一されている。「ダルナビル」(darunavir) のように、抗ウイルス薬ならば、-virである。

分子標的治療薬の場合、「トシリズマブ」(tocilizumab) のように、モノクローナル抗体(Monoclonal AntiBodies) には-mabが用いられる。また、語尾ではないが、-zuはヒト化を意味する。このように、一般名には、薬効などが類推しやすいといったメリットがある。

１９０１年に高峰譲吉が抽出・結晶化に成功した「アドレナリン」は、日米両国では長らく「エピネフリン」という一般名で呼ばれていたが、２００６年４月から「アドレナリン」に改称された。

そして、「商品名」（ブランド名）は、製薬会社が独自に名付け、ＰＭＤＡから承認された販売名である。一般名が同じでも、複数の会社から異なった商品名で売り出されることがある。覚えてもらい使ってもらえるよう、ユニークで親しみやすい名前が工夫される。

一般名をもじったり、薬効や会社名に因んだり、あるいは単にイメージを優先させたネーミングもあり、薬の候補物質ほどではないにしろ、多くの候補の中から選ばれる。

以前は、商品名の命名についてまったくルールがなかったので、紛らわしい商品名の薬がよくあった。『アマリール』（糖尿病薬）と『アルマール』（抗不整脈薬）、『サクシゾン』（ステロイド薬）と『サクシン』（筋弛緩薬）などが有名で、血圧を下げようとしてアルマールを処方された患者に、誤ってアマリールが投与されて、ショック状態に陥るなど、重大な事故も起こっていた。このため、医薬品安全対策の一環として、アルマールは『アロチノロール』に、サクシンは『スキサメトニウム』に変更された。

このように、近年は命名にも一定の配慮がなされるようになった。

主要参考文献

（注）複数の章に関する文献は初出の章に記した。

第1章　「殿堂入り」した創薬
『自然からの贈りもの―史上最大の新薬誕生』遠藤章【著】メディカルレビュー社　２００６年
『新薬スタチンの発見―コレステロールに挑む』遠藤章【著】岩波書店　２００６年
『今話題のくすり―開発の背景と薬効』日本農芸化学会【編】学会出版センター　１９９４年

第2章　化学合成と天然由来
『日本発ブロックバスターを目指して――創薬研究の最前線』鳥澤保廣　杉本八郎　味戸慶一【監修】シーエムシー出版　２０１０年
『ゼロからの出発―わが臓器移植の軌跡』スターツル、トーマス・E.【著】加賀乙彦【監修】小泉摩耶【訳】講談社　１９９２年

第3章　死病と向き合って
『Mitsuya―エイズ治療薬を発見した男』堀田佳男【著】旬報社　１９９９年

第4章　難病に光を
『杉本八郎創薬への途―新釈創薬概論、創薬へ続く10の物語』杉本八郎【著】京都廣川書店　2010年

第5章　生活習慣病に克つ
『創薬物語―貧乏力』伊藤正春【著】新興医学出版社　2006年

第6章　情報伝達タンパク質を薬に
『脳とホルモン―情報を伝えるネットワーク』松尾壽之【編】共立出版　2005年
『ノーベル賞の決闘』ウェイド、ニコラス【著】丸山工作　林泉【訳】岩波書店　1984年

第7章　分子を狙い撃つ抗体医薬へ
『私の履歴書――免疫学者の半世紀』岸本忠三【著】日本経済新聞社　2003年
『「抗体医薬」と「自然免疫」の驚異―新・現代免疫物語』岸本忠三　中嶋彰【著】講談社　2009年
『免疫難病の克服をめざして』岸本忠三【著】中山書店　2012年
『新薬アクテムラの誕生―国産初の抗体医薬品』大杉義征【著】岩波書店　2013年

終章　日本人と創薬

『日本薬学会百年史』日本薬学会【著】日本薬学会　１９８２年
『高峰譲吉の生涯―アドレナリン発見の真実』飯沼和正　菅野富夫【著】朝日新聞社　２０００年
『ｉＰＳ細胞ができた！―ひろがる人類の夢』山中伸弥　畑中正一【著】集英社　２００８年
『山中伸弥先生に、人生とｉＰＳ細胞について聞いてみた』山中伸弥【著】　緑慎也【聞き手】講談社　２０１２年

（ま・や行）

（ら・わ行）

（な行）

（は行）

さくいん

N.D.C.499.5　253p　18cm

ブルーバックス　B-1831

新薬に挑んだ日本人科学者たち

世界の患者を救った創薬の物語

2013年9月20日　第1刷発行
2024年8月5日　第5刷発行

著者　塚﨑朝子
発行者　森田浩章
発行所　株式会社講談社
〒112-8001 東京都文京区音羽2-12-21
電話　出版　03-5395-3524
販売　03-5395-4415
業務　03-5395-3615
印刷所　（本文表紙印刷）株式会社ＫＰＳプロダクツ
（カバー印刷）信毎書籍印刷株式会社
製本所　株式会社ＫＰＳプロダクツ

定価はカバーに表示してあります。

ISBN978-4-06-257831-8

発刊のことば

科学をあなたのポケットに

二十世紀最大の特色は、それが科学時代であるということです。科学は日に日に進歩を続け、止まるところを知りません。ひと昔前の夢物語もどんどん現実化しており、今やわれわれの生活のすべてが、科学によってゆり動かされているといっても過言ではないでしょう。

そのような背景を考えれば、学者や学生はもちろん、産業人も、セールスマンも、ジャーナリストも、家庭の主婦も、みんなが科学を知らなければ、時代の流れに逆らうことになるでしょう。

ブルーバックス発刊の意義と必然性はそこにあります。このシリーズは、読む人に科学的に物を考える習慣と、科学的に物を見る目を養っていただくことを最大の目標にしています。そのためには、単に原理や法則の解説に終始するのではなくて、政治や経済など、社会科学や人文科学にも関連させて、広い視野から問題を追究していきます。科学はむずかしいという先入観を改める表現と構成、それも類書にないブルーバックスの特色であると信じます。

一九六三年九月　　　　野間省一